FRANZISKA VON AU ist Journalistin und Autorin. Nach ihrer Ausbildung an der Deutschen Journalistenschule in München arbeitete sie als Redakteurin, Kolumnistin und Textchefin für verschiedene Tageszeitungen und Frauenmagazine. Ihre Themenschwerpunkte sind u. a. Gesundheit und Ernährung sowie alte Brauchtümer und überliefertes Wissen. Zu ihren erfolgreichen (Ernährungs-) Ratgebern gehört z. B. *Die Hausapotheke*. Zuletzt erschien bei Heyne *Rote Bete*. Franziska von Au lebt bei Monchique an der Algarve in Portugal.

Franziska von Au

KOKOSÖL

Das kostbare Lebenselixier
aus der Natur

WILHELM HEYNE VERLAG
MÜNCHEN

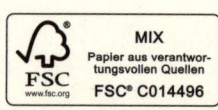

Verlagsgruppe Random House FSC® N001967

3. Auflage
Originalausgabe 01/2016

Copyright © 2016 by Wilhelm Heyne Verlag, München,
in der Verlagsgruppe Random House GmbH
Rezepte: Medienservice Pro Genuss
Redaktion: Dr. Annalisa Viviani
Umschlaggestaltung: Eisele Grafik-Design, München,
unter Verwendung eines Fotos von Ray Kachatorian/getty images;
Bigstock/mypokcik
Satz: Buch-Werkstatt GmbH, Bad Aibling
Druck und Bindung: GGP Media GmbH, Pößneck
Printed in Germany
ISBN: 978-3-453-60372-1

www.heyne.de

Inhalt

Einleitung

Niemand weiß ganz genau, woher die Kokospalme stammt, an der die Kokosnuss wächst. Man muss schon sehr weit in die Geschichte zurückgehen, um die Herkunft dieses tropischen Baums aus der Familie der Palmengewächse aufzuspüren, denn schon seit gut 3000 Jahren gehören Kokosnüsse zu den wichtigsten Nahrungsmitteln in der Südsee und in Südasien. Und weil die Früchte der Kokospalme ohne Weiteres etliche Tausend Kilometer schwimmend im Meer überstehen, kann ihr Ursprung genauso gut in Südamerika wie im indomalaiischen Archipel liegen, also im Südpazifik.

Eine unsterbliche Liebe

Aus der Südsee stammt eine der Legenden über die Entstehung der Kokosnuss:

Einst soll sich der Prinz von Fidschi unsterblich in ein Mädchen namens Sina verliebt haben. Um seiner Angebeteten näher zu sein, verwandelte er sich in einen Aal und siedelte sich in dem Wasserloch an, in dem die schöne Sina täglich ihr Bad nahm. Leider beruhte die Liebe nicht auf Gegenseitigkeit. Sina beschloss, dem Aal den Kopf abschlagen zu lassen.
Da gestand der Prinz dem Mädchen seine Liebe und machte ihr ein allerletztes Geschenk: »An der Stelle, wo du meinen Kopf begräbst, wird eine Palme wachsen, da-

mit du dich immer an mich erinnerst. *Sie wird dir Schatten spenden, der Saft ihrer Früchte wird deinen Durst und das Fleisch deinen Hunger stillen.«*

Genauso geschah es, und bei näherer Betrachtung kann man auf der Unterseite jeder Kokosnuss heute noch ein Gesicht erahnen: Der Prinz von Fidschi, der sich seiner Liebe opferte, ist somit unsterblich geworden. Der Name der Kokosnuss deutet übrigens ebenfalls auf ein Gesicht hin: Das spanische Wort *coco* bedeutet so etwas wie »Gespenst« oder »Kinderschreck«. Und wenn man sich die faserige Hülle ansieht und ein bisschen Fantasie walten lässt, erkennt man den Grund für diese Bezeichnung: Die drei sogenannten Narben auf der Kokoshülle ähneln einem Gespenstergesicht. Aber ist das Südseemärchen vom Prinzen von Fidschi und seiner unsterblichen Liebe nicht anrührender?

Handelsgut seit mehr als 2000 Jahren

Mit arabischen Karawanen gelangte die Kokosnuss bereits zu Beginn unserer Zeitrechnung aus Indien in den Mittelmeerraum, und auf der von Mauren beherrschten Iberischen Halbinsel wurde reger Handel damit getrieben. Bereits im Mittelalter kannte man die Kokosnuss in Europa: Pilger brachten die harten Holzschalen aus dem Heiligen Land mit. Die Frucht der Kokospalme war eine hochgeschätzte Besonderheit: Voller Stolz benutzten hohe Kirchenfürsten und Adelige die Nussschalen als Trinkgefäß. Heute noch kann man im Kirchenschatz der Kölner Pfarrkirche St. Heribert ein vergoldetes Trinkgefäß aus Silber bewundern, in dem Fragmente einer Kokosnuss eingearbeitet sind – das älteste Kokosgefäß im europäischen Raum. Der heilige Heribert lebte um die

Jahrtausendwende, und seine einfache Kokos-Trinkscha-
le wurde etwa 200 Jahre später als Reliquie in edles Me-
tall eingefasst. Marco Polo (ca. 1254–1324) erzählt, dass
er auf Sumatra, in Madras und Malabar in Indien »indische Nüsse« gesehen hat, und der Entdeckungsreisen-
de Ludovico de Varthema (ca. 1470–1517) beschreibt die
Kokosnuss in seinem Reisebericht *Itinerario,* das bereits
1515 auf Deutsch in Augsburg erschien.
Die ältesten Funde aber gehen viel weiter zurück: Es gilt
als gesichert, dass es bereits vor gut 5000 Jahren Kokospalmen auf den Inseln des Südpazifiks gab. In Indi-
en kennt man die Kokosnuss wohl mindestens seit dem
zweiten vorchristlichen Jahrtausend. Der aus Alexandria
stammende Kaufmann und Indienreisende Kosmas Indicopleustes schrieb in seiner *Topographia Christiana* um
550 n.Chr. von der »großen indischen Nuss«, und in einer
Chronik Sri Lankas (früher: Ceylon) soll schon am Ende
des sechsten nachchristlichen Jahrhunderts der Anbau
von Kokospalmen erklärt worden sein.
Im 16. Jahrhundert, dem Goldenen Zeitalter der portugiesischen Seefahrer, war der Handel mit Kokosnüssen
so selbstverständlich geworden, dass Kokoskelche nicht
nur bei Adel und Klerus, sondern auch in reichen bürger-
lichen Haushalten üblich wurden. Dass die Kokospalme
großen wirtschaftlichen Nutzen auch für Europa hatte,
erkannten als Erste um die Mitte des 18. Jahrhunderts
die spanischen und portugiesischen Eroberer. Sie förder-
ten die Anpflanzung ganz gezielt in Plantagen, und auf
Ceylon zogen die Holländer etwa ein Jahrhundert später
nach. Man war damals jedoch weniger am Fruchtfleisch
interessiert, und auch nicht am Öl, das man daraus gewinnen konnte. Als wichtig sah man lediglich die faserige Hülle der Kokosnuss an, und zwar im Hinblick auf die

Schifffahrt: Daraus wurden nämlich feste Seile und Taue gemacht, die sich dadurch auszeichneten, dass sie sich im Meerwasser nicht auflösten und überhaupt sehr beständig waren. Erst später benutzte man in Europa das aus dem Fruchtfleisch gepresste Öl. Allerdings nicht, wie wir heute, für die Essenszubereitung; sondern zur Herstellung von Kerzen und Seifen.

Die Sehnsucht nach exotischem Leben

Im 19. Jahrhundert legten sich etliche Landesfürsten sogenannte Palmengärten an, denn Palmen (und ihre Früchte, die Kokosnüsse) galten als Symbol für die Sehnsucht nach einem besseren, sorgenfreien Leben, weit entfernt von Europa, voller Sinnenfreude und Exotik. Die ersten Palmengärten entstanden um 1850 (Palmenhaus im Botanischen Garten der Universität Zürich), es folgten der heute noch berühmte Palmengarten in Frankfurt am Main (1868), der Palmengarten in Erlangen (1884), der Palmengarten in München (im Café Luitpold, 1888), in Gleiwitz (ebenfalls 1888), in Leipzig (1899) und in Bad Pyrmont (1913). Im 20. Jahrhundert wurde der Palmengarten in New York angelegt (1988).

Auch heute noch sehnen wir uns nach dem scheinbar sorglosen Leben in den Tropen: Kaum eine Urlaubswerbung kommt ohne Palmen am Strand aus, die sich sanft im Wind wiegen. Und wer exotische Genüsse verspricht – ob bei Joghurt oder Alkohol, bei Marmelade oder Gewürzspezialitäten, bei Duschgel, Badezusätzen oder Haarpflegeprodukten –, greift das Bild eines exotischen und friedlichen Strandes ebenfalls auf. Palmen scheinen uns ins Paradies zu versetzen. Und auf den meisten Bildern, Werbefilmen oder Fotos sind es – Kokospalmen.

Der Sonnenorden der Kokosnussesser

»Wer sich ausschließlich von Kokosnüssen ernährt, kann sicher seine Erleuchtung finden.« Dieser Überzeugung war August Engelhardt (1875–1919), ein Apothekergehilfe und Naturheilkundler, der Anfang des vergangenen Jahrhunderts im Alter von 24 Jahren auf die Insel Kabakon in die Südsee auswanderte. Die Insel gehörte damals zum deutschen Kolonialgebiet, heute ist der Bismarckarchipel ein Teil von Papua-Neuguinea. Auf Kabakon entwickelte Engelhardt auf der Basis von Sonne und Kokosnüssen eine Philosophie, die zunehmend religiöse Züge annahm: den »Kokovorismus«, und gründete seinen »Sonnenorden«: Er ging davon aus, dass die Sonne der verehrungswürdige Quell allen Lebens sei, und behauptete, die Kokosnuss sei »die Frucht, die der Sonne und folglich Gott am nächsten steht« und darum die vollkommenste Nahrung des Menschen. Er und seine Anhänger, die »Kokovoren« (bis zu dreißig sollen es gewesen sein), hielten die Kokosnuss sogar für den »Stein der Weisen«. Sie wollten in der »Aequatorialen Siedlungsgemeinschaft« philosophieren, von dem leben, was auf den Bäumen wächst – also vor allem von den Kokosnüssen, denn auf der kleinen Südseeinsel wuchsen vor allem Kokospalmen –, und der freien Liebe und Nacktheit frönen: im Grunde also ein wahres Paradies!

Doch das Experiment scheiterte: Zu unvorbereitet waren die angereisten Kokosfreunde. Tropenkrankheiten und Mangelernährung sorgten dafür, dass nach und nach alle aufs Festland zurückkehrten; Streitigkeiten, Zank und ein ungeklärter Todesfall ließen das tropische Paradies zur exotischen Hölle werden. Am Ende lebte Engelhardt allein auf seiner Insel und verstarb dort völlig entkräftet. Seine Überzeugung, dass die Kokospalme das pflanzliche Ebenbild Gottes sei, hatte er in seinem »Kokos-Evangelium« niedergeschrieben, das heute online abrufbar ist (http://www.nla.gov.au/apps/doview/nla. gen-vn4603576-p.pdf).

Ein Vorläufer unserer modernen Lebensweise?

Man mag die kokovorische Philosophie von August Engelhardt heute belächeln. Tatsache ist jedoch, dass Engelhardt seiner Zeit in gewisser Weise voraus war: Er lebte bereits vor mehr als 100 Jahren vegan, ja sogar als Rohköstler, interessierte sich für Heilfasten und war der festen Überzeugung, einen Weg gefunden zu haben, mit dem er über die Ernährung alle Menschen zu einem glücklicheren und gesunden Leben führen könne. Selbst wenn sein Experiment auf der Insel Kabakon fehlschlug: Wir wissen heute, dass eine ausgewogene Ernährung mit möglichst naturbelassenen Produkten das A und O eines langen und gesunden Lebens ist. Deshalb muss man nicht Vegetarier werden und auch ganz gewiss sich nicht ausschließlich von Kokosnüssen ernähren. Aber genaues Hinschauen auf das riesige Angebot an Lebensmitteln, dem wir heute tagtäglich gegenüberstehen und das uns die »Qual der Wahl« beschert, ist sicher notwendig.

Hinzu kommt, dass immer neue Erkenntnisse aus Forschungen und Studien uns genau aufklären, welche Nahrungsmittel gut für uns sind, welche Wirkstoffe sie enthalten, in welcher Zusammensetzung wir sie am besten verzehren. Auch über die Kokosnuss und die Produkte, die aus ihr gewonnen werden, gibt es heute gesicherte wissenschaftliche Erkenntnisse. Der Gründer des »Sonnenordens« lag in Bezug auf die außerordentlich gesunden Inhaltsstoffe der Kokosnuss zwar nicht falsch;

seine Ideen jedoch entsprangen einer verqueren Ideologie und hatten nicht die wissenschaftliche Grundlage, die uns zur Verfügung steht und uns zeigt, dass vor allem das naturbelassene Kokosöl ein wahres Wundermittel ist.

Worum es in diesem Buch geht

Reines Kokosöl – also das Produkt, das aus der Pressung des Fruchtfleischs der Kokosnuss entsteht – enthält eine Fülle von Wirkstoffen, die unserem Körper einfach nur guttun. Kokosöl

- hilft innerlich und äußerlich,
- kurbelt unseren Stoffwechsel an,
- sorgt dafür, dass so manche Beschwerden gelindert werden,
- unterstützt die Verlangsamung bestimmter neurodegenerativer Krankheiten wie Alzheimer oder Parkinson,
- behebt Magen- und Darmprobleme,
- stärkt das Herz-Kreislaufsystem,
- entgiftet unseren Organismus,
- bringt Schönheit für Haut und Haar und
- ist sogar bei der Tierpflege unerlässlich.

Das heißt nicht, dass Sie nun tagtäglich größere Mengen Kokosöl zu sich nehmen müssen, um rundherum gesund zu sein. Es geht viel einfacher: nämlich indem Sie Kokosöl in der Küche verwenden – zum Kochen, Braten, Backen und als besondere Zutat auch hin und wieder pur in Saft, Tee oder sogar Kaffee. Deshalb gibt es in diesem Buch einen umfangreichen Rezeptteil, von der klassischen Küche bis zur exotisch-asiatischen, von Fisch und Fleisch zu vegetarisch und vegan, vom Frühstück bis zum Hauptgericht. Selbst die relativ moderne Paleo-Küche (Steinzeiternährung) kommt nicht zu kurz, denn gerade Kokosöl ist aufgrund seiner Inhaltsstoffe und seiner Herstellungsart für die Steinzeitkost gut geeignet.

Wer seine Kosmetikprodukte selbst herstellen möchte, einfach auch um sicher zu sein, welche Inhaltsstoffe darin enthalten sind, kommt ebenfalls auf seine Kosten.

Wir wünschen Ihnen viel Freude beim Zubereiten der Gerichte nach unseren Rezepten und bei den Anwendungen von Kokosöl.

Franziska von Au, Monchique/Portugal

I. Bausteine der Ernährung

1. Was unser Körper braucht, um zu funktionieren

Eiweiß, Kohlenhydrate und Fette sind die Grundlage unserer Ernährung. Sie liefern unserem Körper die Energie, die er braucht, um zu funktionieren. Sie entsteht beim Stoffwechsel, also der »Verbrennung« dieser Basisnährstoffe. Die dabei entstehende Wärme misst man in Kalorien bzw. Joule. Um unser »Ernährungspaket« perfekt abzurunden, benötigt unser Organismus außerdem Vitamine, Mineralien und Spurenelemente. Und Wasser – ohne das könnten wir nicht überleben. Allerdings geben Vitamine, Mineralstoffe, Spurenelemente und Wasser bei der Verbrennung keine Energie ab und liefern somit auch keine Kalorien.

Proteine (Eiweiß)

Nicht Eiweiß (oder auch: Protein) selbst ist lebensnotwendig, sondern seine Bausteine, die *Aminosäuren*. Der unterschiedliche Gehalt an Aminosäuren ist verantwortlich für den unterschiedlichen Nahrungswert der einzelnen Proteine. Man unterscheidet zwei Arten von Eiweiß:

- *Tierisches Eiweiß* steckt in Eiern, in Fleisch und Fisch, in Milch und Milchprodukten, in Käse. Es kann vom menschlichen Körper leichter verwertet werden als
- *pflanzliches Eiweiß*, das in Getreide, Soja und Hülsenfrüchten zu finden ist.

Wie viel Eiweiß der Mensch zu sich nehmen muss, hängt von der Menge der Eiweißbausteine im jeweiligen Nahrungsmittel ab.

Aminosäuren sind die Eiweißbasis

Unser Körper braucht diese sogenannten Aminosäuren zum Aufbau bzw. zur Erneuerung von körpereigenem Eiweiß. Zwanzig verschiedene Aminosäuren sind die Grundbausteine aller Proteine. Acht davon sind sogenannte essenzielle Aminosäuren. Das heißt: Unser Organismus kann sie nicht selbst aufbauen, er muss sie mit der Nahrung aufnehmen. Der unterschiedliche Gehalt an diesen Aminosäuren ist verantwortlich für den unterschiedlichen Nahrungswert der einzelnen Proteine. Das bedeutet: Die biologische Wertigkeit von tierischem Eiweiß (enthalten z. B. in Milch, Eiern, Fleisch, Fisch) ist höher als die von pflanzlichem (enthalten z. B. in Getreide, Hülsenfrüchten, Soja). Tierisches Eiweiß kann der Körper leichter verwerten als pflanzliches. Das Hühnerei selbst hat übrigens die beste Proteinzusammensetzung überhaupt.

Warum Eiweiß so wichtig ist

Eiweiß ist wichtig als Baulieferant für Zellen, Muskeln, Organe und Blut. Es kann im Körper nicht gespeichert werden, deshalb müssen wir es möglichst täglich zu uns nehmen. Bei einer gemischten, ausgewogenen Ernährung werden die Aminosäuren verschiedener Lebensmittel gemeinsam zum Aufbau des Körpereiweißes verwendet. Sie ergänzen sich also gegenseitig. Die optimale und von der Deutschen Gesellschaft für Ernährung empfohlene Formel lautet:

• ein Drittel tierisches Eiweiß
• zwei Drittel pflanzliche Eiweiße.

24

Vegetarier müssen also besonders darauf achten, dass sie genügend Eiweiß zu sich nehmen. Vollkornprodukte, Gemüse, Kartoffeln usw. sollten daher auf dem Speiseplan nicht fehlen. Der Grund: Pflanzliche Lebensmittel enthalten Ballaststoffe und verhindern dadurch eine Überversorgung mit Energie und Eiweiß.

Essen wir zu viel Eiweiß, wird es vom Körper in Fett umgewandelt. Optimal ist eine Eiweißzufuhr von 10 bis 15 Prozent der gesamten Energiezufuhr, das entspricht etwa 50 Gramm pro Tag.

- In 100 ml naturbelassenem Kokosöl sind zwar nur wenige, aber dennoch wichtige Aminosäuren enthalten: etwa 0,3 Gramm.

Kohlenhydrate

Kohlenhydrate sind in Obst und Gemüse, Salaten, Getreide, Brot, Kartoffeln und Hülsenfrüchten enthalten. Leider auch in allen Süßigkeiten – ob Saft oder Sirup, Honig oder Kuchen, Kekse, Schokolade. Kohlenhydrate sind eine der wichtigsten Ernährungskomponenten für all unsere Körperaktivitäten: Ohne sie geht nichts in Sachen Verdauung, sie liefern den Treibstoff für Muskel- und Gehirnarbeit. Ohne sie kann die Leber Fette nicht aufspalten, nur mit ihrer Hilfe können bestimmte Mineralstoffe ins Blut transportiert werden. Empfohlen wird eine Kohlenhydratzufuhr von 55 Prozent – das sind 100 Gramm am Tag.

- In 100 Millilitern naturbelassenem Kokosöl sind weniger als 0,5 Gramm Kohlenhydrate enthalten.

Kohlenhydrate sind nicht automatisch »Dickmacher«

Lange Zeit wurden Kohlenhydrate als »Dickmacher« verteufelt. Heute weiß man, dass es »gute« und »schlechte« Kohlenhydrate gibt. Die »guten« Kohlenhydrate werden langsam im Körper abgebaut und in Zucker umgewandelt. Ihre Verdauung geht also langsamer vonstatten, da sie nicht so schnell ins Blut schießen. Das Gefühl der Sättigung hält länger vor.

- »Gute« Kohlenhydrate finden sich beispielsweise in Vollkornprodukten, Kartoffeln, Obst, Gemüse und Hülsenfrüchten. Achten Sie darauf, zwei Drittel Ihres Tagesbedarfs aus den »guten« Kohlenhydraten zu bestreiten. Wegen ihres hohen Gehalts an Ballaststoffen regen diese Lebensmittel außerdem die Verdauung besonders an.
- Zu den »schlechten« Kohlenhydraten zählen Zucker, Süßigkeiten, polierter Reis und Lebensmittel aus weißem Mehl. Zehn Prozent des Bedarfs an Kohlenhydraten kann man zwar durch Zucker decken. Aber Vorsicht! Da süße Lebensmittel einen geringeren Sättigungswert haben, machen sie eher hungrig als satt. Man isst automatisch mehr. Außerdem wird der Zucker im Körper in Fett umgewandelt, das sich dann in den Fettzellen ablagert.

Wenn Sie Ihren täglichen Energiebedarf hauptsächlich in Form von Zucker bzw. Süßigkeiten zu sich nehmen, kommt es zu Fehlernährung und Übergewicht: Unbedenklich ist Zucker nur dann, wenn Sie etwa zehn Prozent des täglichen Energiebedarfs mit ihm decken. Fette – wie Kokosöl – enthalten keinerlei Kohlenhydrate.

Ballaststoffe für die Verdauung

Unter Ballaststoffen versteht man unverdauliche Bestandteile unserer Nahrung, die in unbehandelten kohlenhydratreichen Lebensmitteln enthalten sind. Ballaststoffe haben viele Vorteile – vor allem für Mennschen, die abnehmen wollen:

- Sie enthalten keine Kalorien.
- Sie umhüllen die Nährstoffe und schützen sie.
- Sie sorgen dafür, dass der Stoffwechsel und somit die natürliche Verdauung angeregt wird, denn sie kommen fast unverdaut bis zum Dickdarm.
- Sie regen die Durchblutung des Zahnfleisches an, denn bei einer ballaststoffreichen Nahrung muss man mehr kauen.
- Sie nehmen Flüssigkeit im Dickdarm auf und somit auch schädliche Stoffe, die dann mit ausgeschieden werden.

Fette

Ernährungswissenschaftler sprechen nicht von Fetten, sondern von Lipiden. Sie sind für unseren Körper lebenswichtig:

- Sie versorgen den Körper mit Energie.
- Sie sind Bestandteile unserer Zellmembranen und Gewebshormone.
- Sie befördern die fettlöslichen Vitamine A, D, E und K.
- Sie transportieren die essenziellen Fettsäuren durch die Darmwand in unser Blut.

Lipide findet man in allen Ölen, in Rahm, Butter, Margarine, Schmalz, Speck, Mayonnaise, Nüssen, Nuss- oder Samenbutter, aber auch in Oliven und Avocados. Genaueres über Lipide und die unterschiedlichen Arten von Fett finden Sie im folgenden Kapitel.

Der unterschiedliche Brennwert des Basis-Trios

Bekanntlich enthalten nicht alle Nahrungsmittel, die wir zu uns nehmen, jeweils nur einen Baustein des lebenswichtigen Trios. Ganz im Gegenteil: Wenn Sie sich eine Nährstofftabelle ansehen, werden Sie rasch erkennen, dass in jeder Speise, in jedem Obst, in jedem Gemüse Kombinationen aus wenigstens zwei Komponenten vorhanden sind, hinzu kommen noch die Vitamine, Mineralstoffe und Spurenelemente.

Wichtig ist es aber zu wissen, dass jeder Teil unseres Trios eine unterschiedliche Kalorienanzahl »auf die Waage« bringt:

- 100 Gramm Fett liefern über 900 Kalorien.
- 100 Gramm Kohlenhydrate aber nur 415 Kalorien.
- 100 Gramm Eiweiß liefern 430 Kalorien.

Bedenken muss man außerdem, das kohlenhydratreiche Nahrung sehr viel Wasser enthält: Brot etwa 50 Prozent, Kartoffeln um 70 Prozent und Gemüse sogar bis 90 Prozent. Reine Fette dagegen – wie z. B. Speck, Butter, Margarine, Pflanzenöle und natürlich auch das Kokosöl – sind so gut wie wasserfrei. Und das heißt für unseren Körper: Mit einer kleinen Fettportion im Essen führen wir wesentlich mehr Energie zu als mit einer großen Kohlenhydratportion.

Vitamine

Der Bedarf an Vitaminen und Mineralstoffen ist individuell verschieden. Entscheidend dafür sind Körpergröße, Gewicht und Gesundheitszustand. Was man ebenfalls bedenken muss, ist der persönliche Lebensstil. Wer unter Stress steht, braucht mehr Vitamine, wer schwanger ist ebenfalls.

Welche Vitamine wir täglich brauchen

Es gibt höchst unterschiedliche Angaben über den Tagesbedarf an Vitaminen. In diesem Buch werden die Angaben der Deutschen Gesellschaft für Ernährung (DGE) zugrunde gelegt.

Man unterscheidet zwischen den fettlöslichen Vitaminen (A, D, E und K) und den wasserlöslichen Vitaminen (C und die B-Gruppe).

Der Unterschied:

- Fettlösliche Vitamine werden im Körper gespeichert.
- Wasserlösliche Vitamine werden (mit Ausnahme von Vitamin B_{12} und der Folsäure) nicht gespeichert. Sie müssen täglich aufs Neue zugeführt werden, denn etwaigen Überschuss scheiden wir über den Urin aus.

Die fettlöslichen Vitamine

Vitamin A (Retinol)

Täglich benötigt unser Körper 1000 Mikrogramm. Dieser Tagesbedarf ist in 50 Gramm Edamer, in drei mittelgroßen Tomaten oder 200 Gramm Mango enthalten. Vitamin A gliedert sich auf in Vitamin A_1 (Retinol) und Vitamin A_2. Diese Vorstufen (Provitamine) nennt man auch Beta-Carotine. Sie sind in fast allen grünen, gelben und orangefarbenen Gemüsen und Früchten zu finden.

Vitamin A ist zuständig für den Aufbau, die Erhaltung und den Schutz der Zellen. Als das »Hautvitamin« ist es ausschlaggebend für eine gesunde, geschmeidige Haut und für widerstandsfähige Schleimhäute überall im Körper. Es ist wichtig für die Blutbildung, die Fruchtbarkeit und die Schilddrüse. Vitamin A kann unser Körper in relativ großen Mengen speichern. Wer sich vernünftig ernährt, wird deshalb kaum an Vitamin-A-Mangel leiden.

- In Kokosöl ist kein Vitamin A enthalten.

Vitamin D (Calciferol)

Täglich benötigt unser Körper etwa 5 Mikrogramm davon. Dieser Tagesbedarf ist in einem Ei oder 150 Gramm Rotbarsch oder Makrele, 50 Gramm Gouda oder einem Teelöffel Butter enthalten. Das Provitamin von Vitamin D (Ergosterin) kommt in Spinat, Kohl, Getreidesprossen und Sonnenblumenkernen vor.

Der Körper benötigt es für die Aufnahme von Calcium aus der Nahrung. Phosphor und Calcium dienen der Härtung von Knochen und Zähnen. Vitamin D wird auch das »Sonnenschein«-Vitamin genannt, denn es wird in der Haut erzeugt, wenn Sie sich der Sonne aussetzen. Ein Mangel an Vitamin D kann im Alter zu einer erhöhten Neigung zu Knochenbrüchen (Osteoporose) führen. Auch Bluthochdruck, Muskelschwund, Nervosität sind Folgen von Vitamin-D-Mangel.

• In Kokosöl ist kein Vitamin D enthalten.

Vitamin E (Tocopherol)

Täglich benötigt unser Körper etwa 12 Milligramm. Dieser Tagesbedarf ist ungefähr in 100 Gramm Vollkornbrot oder 50 Gramm Haselnüssen enthalten. Vitamin E findet sich in geringen Mengen in fast jedem Lebensmittel, vor allem in Brokkoli, Sellerie, Karotten und grünem Blattgemüse. In größerer Menge findet man es in Weizenkeimen, außerdem in Vollgetreide, Nüssen, Soja, Hülsenfrüchten (Linsen, Bohnen, Erbsen), in der Avocado, in Sellerie, Lauch, grünen Erbsen und Grünkohl.

Vitamin E wirkt stärkend auf Herz und Kreislauf. Es gilt als »antioxidatives Vitamin«: Es schützt die mehrfach ungesättigten Fettsäuren vor dem Abbau durch Sauerstoff, sichert Zellen und Zellwände bei zahlreichen Vorgängen im Körper, fördert den Energiestoffwechsel, sorgt für rote

Blutkörperchen und richtiges Gewebewachstum, vor allem bei Kleinstkindern. Es wirkt erweiternd auf die Blutgefäße, erhält sie gesund. Bei Männern soll es die Potenz steigern und vor Unfruchtbarkeit schützen.

• In 100 ml naturbelassenem Kokosöl sind 0,09 Milligramm Vitamin E enthalten.

Vitamin K

Täglich benötigt unser Körper etwa 65 bis 80 Mikrogramm. Dieser Tagesbedarf an Vitamin K ist in 200 Gramm Grünkohl oder Spinat, in 30 Gramm Weizenkeinem oder 100 Gramm Speisequark (20 Prozent F. i. Tr.) enthalten. Man unterscheidet Vitamin K_1 (Phyllochinon) und K_2 (Menachinon). K_1 findet sich vor allem in allen grünen Blattgemüsen: in Spinat, einigen Kohlsorten und Tomaten. K_2 wird bei Erwachsenen im Körper selbst gebildet, und zwar mithilfe der Darmbakterien.

Vitamin K gilt als das »Blutgerinnungsvitamin«. Das heißt, es stoppt Blutungen, und kleine Wunden schließen sich schneller. Ist die Darmflora bei Erwachsenen gestört, kann man Vitamin K zuführen, um die Verdauung wieder zu normalisieren. Ein Vitamin-K-Mangel kann zu Störungen im Blutbild führen sowie zu Durchblutungsstörungen.

• In 100 ml naturbelassenem Kokosöl sind etwa 1,8 Milligramm Vitamin K enthalten.

Die wasserlöslichen Vitamine

Der sogenannte Vitamin B-Komplex umfasst eine große Gruppe von Vitaminen: B_1 (Thiamin), B_2 (Riboflavin), B_3 (Pantothensäure), B_6 (Pyridoxin), Biotin (auch Vitamin H), B_9 (Folsäure) und das Vitamin B_{12} (Cobalamin). Hin und wieder sind auch Cholin und Inosid vorhanden. Die

B-Vitamine treten in der Nahrung meist gemeinsam auf: Die chemischen Strukturen sind sehr unterschiedlich, die Funktionen im Körper hängen jedoch eng zusammen. Für alle B-Vitamine gilt: Sie sind am Fett- und Eiweißstoffwechsel beteiligt, sie sind unerlässlich für Nerven und Gehirn. Sie sind lebensnotwendig für die Verdauung, und sie spenden Energie, denn sie verwandeln in unserem Körper Kohlenhydrate in Glukose.

Vitamin B$_1$ (= Thiamin)
Täglich benötigt unser Körper 1,3 Milligramm. Dieser Tagesbedarf an Vitamin B$_1$ ist in 200 Gramm Kartoffeln oder jeweils einer Portion (150 Gramm) Schweineschnitzel, 75 Gramm Linsen (Trockenware), 100 Gramm Weizenvollkornbrot (zwei Scheiben) oder 10 Gramm Bierhefe enthalten. Thiamin wird auch »Gute-Laune-Vitamin« genannt. Vitamin B$_1$ ist unentbehrlich für das Wechselspiel zwischen Hirn, Nerven und Muskeln und ist an vielen Stoffwechselprozessen beteiligt. Sportler verwenden es als »Aufbauvitamin«.

Vitamin B$_2$ (Riboflavin)
Täglich benötigt unser Körper 1,7 Milligramm. Dieser Tagesbedarf ist z. B. in 150 Gramm Seelachs, ¼ Liter fettarmer Vollmilch, 150 Gramm Rindfleisch oder einem Esslöffel (10 Gramm) Bierhefe enthalten.
Vitamin B$_2$ ist das Energie- und Hautvitamin, wichtig für den gesamten Stoffwechsel, die Umwandlung von Kohlenhydraten, Fetten und Eiweiß in Nährstoffe, die dem Körper Energie liefern, sowie für die Gesundheit von Haut und Augen. Ein Mangel kann Schädigungen an Haut und Augen sowie Risse in den Mundwinkeln hervorrufen.

Niacin (früher Vitamin B₃)

Täglich benötigt unser Körper 18 Milligramm. Dieser Tagesbedarf an Niacin kann leicht gedeckt werden, denn Niacin kommt praktisch in allen Lebensmitteln vor. Essen Sie z. B. eine Hühnerbrust oder jeweils 100 Gramm Vollkornmüsli mit Aprikosen oder 100 Gramm geschnetzelte Kalbsleber. Niacin ist das Vitamin, das unserem Körper die nötigen Enzyme gibt.

Niacin sorgt für unsere geistige Gesundheit und den richtigen Ablauf der Funktionen an Schleimhäuten, Haarwuchs und Hormonbildung. Es ist außerdem hilfreich gegen Alterssteifigkeit und Gelenkschmerzen. Ein Vitamin-B₃-Mangel kann zu rauer Haut, einer Schädigung des Zentralnervensystems, Schlaflosigkeit, Schwindel, Depressionen und Durchfall führen.

Pantothensäure (früher B₅)

Täglich benötigt unser Körper 6 Milligramm. Dieser Tagesbedarf wird gewöhnlich über normale Ernährung gedeckt.

Pantothensäure ist wichtig für den Stoffwechsel, vor allem für den Energiestoffwechsel der Zellen. Außerdem wirkt sie beim Aufbau des Koenzyms A mit, das ebenfalls eine wichtige Rolle im Stoffwechselgeschehen spielt.

Vitamin B₆ (Pyridoxin)

Täglich benötigt unser Körper 1,8 Milligramm. Dieser Tagesbedarf ist z. B. in 150 Gramm Lachs, 125 Gramm Hähnchenbrust oder 200 Gramm Kartoffeln enthalten. Gute Pyridoxinspender sind auch Avocados, Bananen, Sojabohnenkeimlinge, Brokkoli, Bohnen, Erbsen und Blumenkohl.

Vitamin B₆ ist wichtig für das Wachstum, die Zellerneuerung, die Blutbildung, für gesunde Haut und Nerven. Es kräftigt das Immunsystem, verleiht zusätzliche Energie, hilft gegen morgendliche Übelkeit und Reisekrankheit. Bei Mangel können Symptome wie rissige Lippen, eine entzündete Zunge, geschwollene Finger und Knöchel, Kopfschmerzen, Blutarmut, Reizbarkeit und Niedergeschlagenheit auftreten.

Biotin (früher Vitamin H, Vitamin B_7)
Täglich benötigt unser Körper 30 bis 100 Mikrogramm. Dieser Tagesbedarf an Biotin kann leicht gedeckt werden, denn Biotin ist in Milch und Milchprodukten, Gemüse, Eiern, Hülsenfrüchten und Vollkornprodukten enthalten.
Biotin gilt als wichtig für den Aufbau von Haut und Haaren.

Vitamin B_9 (Folsäure)
Täglich benötigt unser Körper 300 Mikrogramm. Dieser Tagesbedarf an Folsäure ist in einer Portion (200 Gramm) Rosenkohl oder 75 Gramm Feldsalat enthalten. Besonders reichhaltig an Folsäure sind dunkelgrünes Gemüse, Rosenkohl, Brokkoli, Spinat, Zitrusfrüchte, Bananen und Endiviensalat.
Folsäure arbeitet beim Stoffwechsel eng mit dem Vitamin B_{12} zusammen, dient zur Bildung von Blutzellen und genetischem Material. Wichtig ist sie auch für das Wachstum und die Gesundheit des Nerven- und Verdauungssystems. Ein Mangel tritt häufig bei sehr jungen und auch älteren Menschen auf. Symptome sind dann z. B. Schwäche, Reizbarkeit, Müdigkeit, Kurzatmigkeit, Schlaflosigkeit, Blutarmut oder Verdauungsstörungen.

Vitamin B$_{12}$ (Cobalamin)
Täglich benötigt unser Körper 3 Mikrogramm. Dieser Tagesbedarf an Cobalamin ist z. B. in 100 Gramm Schweineleber, 150 Gramm Hering, 150 Gramm Joghurt oder einem Ei enthalten. Vitamin B$_{12}$ wird auch das »Fleisch-Vitamin« genannt, denn es kommt in bedeutsamen Mengen nur in Fleisch vor.
Cobalamin wird zur Gesunderhaltung des Nervensystems, zum Aufbau des genetischen Materials, für eine Beteiligung an der Bildung roter Blutzellen gebraucht. Als Therapie setzt man Cobalamin bei der Behandlung bestimmter Anämien, bei Gedächtnisschwäche, Stimmungsschwankungen und bei Müdigkeit ein. Ein Mangel kann zu einer Degeneration von Nerven führen.

Vitamin C (Ascorbinsäure)
Täglich benötigt unser Körper etwa 75 Milligramm. Dieser Tagesbedarf an Vitamin C ist in einer Handvoll schwarzer Johannisbeeren, zwei Orangen, einer rohen roten Paprika enthalten. Vitamin C kann vom menschlichen Organismus nicht selbst »hergestellt« werden. Deshalb müssen Sie es mit der täglichen Ernährung zuführen.
Vitamin C hat Schutzfunktionen im Körper, und zwar für alle Wachstumsvorgänge, den Eiweißstoffwechsel, die Hormonherstellung, den Bluttransport und die Zellatmung. Vitamin-C-Mangel führt zu Zahnfleischbluten. Man wird kurzatmig, und das körperliche Wohlbefinden ist gestört. Der Bedarf an Vitamin C richtet sich nach Alter, Größe, Gewicht und den Lebensumständen. Eine regelmäßige tägliche Einnahme von Vitamin C schützt vor Infektionen, wirkt zellverjüngend, abwehrstärkend und lebensverlängernd.
• Zu beachten: Nehmen Sie Vitamin C in Pulver- oder

Tablettenform zusätzlich zum normalen Essen ein. Sie sollten jedoch nicht die gesamte Dosis auf einmal, sondern über den Tag verteilt zu sich nehmen. Nach zwei bis drei Stunden ist das Vitamin C sonst zwar im Blut, wird aber nach weiteren zwei Stunden bereits wieder aus dem Körper ausgeschieden.

Mineralstoffe/Spurenelemente

Mineralstoffe sind anorganische Elemente, die für den Körper lebensnotwendig sind. Sie liefern keine Nahrungsenergie. Im Körper haben die Mineralstoffe mehrere wichtige Aufgaben zu erfüllen, beispielsweise fördern oder hemmen sie bestimmte Stoffwechselvorgänge.

Je nachdem, in welcher Menge Mineralien in unserem Körper vorhanden sind, werden sie in Mengen- und Spurenelemente unterteilt.

• In naturbelassenem Kokosöl finden sich Eisen und Phosphor in messbarer Menge, andere kommen in Spuren vor.

Mengenelement Calcium

Täglich benötigt unser Körper 1200 Milligramm. Den Tagesbedarf an Calcium bekommen Sie von einem Becher Joghurt, einem Glas (200 ml) Milch, einer Scheibe (40 Gramm) Emmentaler und einer Portion (150 Gramm) Eis. Oder von 150 ml Milch, 2 Scheiben (= 60 Gramm) Gouda, zwei Scheiben (100 Gramm) Vollkornbrot und 200 Gramm Brokkoli. Calcium ist zuständig für die Blutbildung, die Muskelarbeit, die Knochen und dient als Zahnsubstanz.

• In naturbelassenem Kokosöl kommt Calcium in Spuren vor.

Mengenelement Phosphor
Täglich benötigt unser Körper 800 Milligramm. Phosphor ist in Milch, Vollkornprodukten, allen Sprossen, Knoblauch, Johannisbeeren, Kohl und Himbeeren enthalten. Es ist zuständig für Wachstum und Stoffwechsel.
• In 100 Millilitern naturbelassenem Kokosöl sind etwa 0,25 Milligramm Phosphor enthalten.

Mengenelement Kalium
Täglich benötigt unser Körper 2 Gramm. Diesen Tagesbedarf an Kalium bekommen Sie schon in 200 Gramm Spinat oder ¼ Liter fettarmer Milch, in 200 Gramm Weintrauben oder 75 Gramm Linsen (Trockenware). Kalium ist außerdem in Milch, Bananen, Johannisbeeren, Honigmelonen, Trockenobst, Spinat und Grünkohl enthalten. Kalium ist zuständig für den Wasserhaushalt, die Muskelarbeit und den Stoffwechsel.
• In naturbelassenem Kokosöl kommt Kalium in Spuren vor.

Mengenelement Natrium
Täglich benötigt unser Körper bis zu 10 Gramm. Natrium ist in Kochsalz, Milch, Sellerie, Kohl und Rettich enthalten. Es ist zuständig für die Regulierung des Wasserhaushalts, die Muskelarbeit und den Stoffwechsel.
• In naturbelassenem Kokosöl kommt Natrium in Spuren vor.

Mengenelement Magnesium
Täglich benötigt unser Körper 350 Milligramm. Diesen Tagesbedarf an Magnesium bekommen Sie z. B. mit 150 Gramm Weizenvollkornbrot oder 50 Gramm Erdnüssen (ungesalzen), mit 200 Gramm Kartoffeln oder 150 Gramm

Hühnchenbrust oder ¼ Liter Milch. Auch Mineralwasser enthält oft Magnesium. Es ist wichtig für den Knochenaufbau, für Zähne, die Regulierung des Stoffwechsels und bei Muskelspannung. Es wird auch das »Anti-Stress-Mineral« genannt, denn es hemmt Erregungsvorgänge an Nerven und Muskeln.

• In naturbelassenem Kokosöl kommt Magnesium in Spuren vor.

Spurenelement Eisen
Täglich benötigt unser Körper 10 Milligramm. Diesen Tagesbedarf an Eisen bekommen Sie z. B. in 100 Gramm Schweineleber oder 200 Gramm Fenchel, in 100 Gramm Roggenvollkornbrot oder 200 Gramm Brokkoli. Es ist aber auch in Eiern, Vollreis, Vollkornprodukten, Hülsenfrüchten und Kartoffeln enthalten. Eisen hilft bei der Blutbildung und der Sauerstoffversorgung.

• In 100 Millilitern naturbelassenem Kokosöl sind etwa 0,04 Milligramm Eisen enthalten.

Spurenelement Zink
Täglich benötigt unser Körper 15 Milligramm. Diesen Tagesbedarf an Zink bekommen Sie z. B. durch 150 Gramm Rindfleisch oder 50 Gramm Emmentaler, durch 20 Gramm Sonnenblumenkerne oder 50 Gramm Schmelzkäse (60Prozent Fett i. Tr.). Außerdem ist Zink enthalten in Milch, Vollkornprodukten, Kürbiskernen, Sprotten, Wurzelgemüse, Pfirsichen und grünem Blattgemüse. Zink ist zuständig für den Protein- und Kohlenhydrate-Stoffwechsel und speichert Insulin. Es kommt auch in vielen Enzymen vor.

• In naturbelassenem Kokosöl ist Zink nur in geringsten Mengen enthalten.

Spurenelement Kupfer

Täglich benötigt unser Körper 1 bis 1,5 Milligramm. Dieser Tagesbedarf an Kupfer kommt vor z. B. in 50 Gramm Nüssen oder 75 Gramm Miesmuscheln, 125 Gramm Weizenkleie oder 150 Gramm Pilzen. Außerdem kommt Kupfer in Schokolade, Vollkornprodukten, Roten Beten, Kakao und Johannisbeeren vor. Kupfer ist gut für den Eisentransport und den Bindegewebsstoffwechsel.

• In naturbelassenem Kokosöl kommt Kupfer nur in geringsten Mengen vor.

Spurenelement Selen

Täglich benötigt unser Körper 30 bis 70 Mikrogramm. Dieser Tagesbedarf an Selen ist mit 100 Gramm Kalbfleisch und einem Eigelb oder mit 100 Gramm Hühnchenfleisch und 100 Gramm Roggenbrot gedeckt. Es kommt vor allem in Vollmilch, Quark, Vollkornprodukten, Vollreis, Brokkoli, Zwiebeln und Knoblauch vor. Selen ist ein Schutzelement zur Krebs- und Infarktabwehr.

• In naturbelassenem Kokosöl ist kein Selen enthalten.

Spurenelement Mangan

Täglich benötigt unser Körper 3 Milligramm. Dieser Tagesbedarf an Mangan wird z. B. durch 50 g Haferflocken, 80 Gramm Weizenkleie, 150 Gramm Hülsenfrüchte oder durch 300 Gramm Reis gedeckt. Es ist vor allem in Nüssen, Keimen, Vollkornprodukten, Tee und grünem Blattgemüse enthalten. Mangan fördert den Fettstoffwechsel.

• In naturbelassenem Kokosöl ist Mangan nur in geringsten Mengen enthalten.

Spurenelement Jod

Täglich benötigt unser Körper 200 Mikrogramm. Jod ist in Milch, Kohl, Eiern, Spargel, Spinat, Knoblauch, Kresse, Artischocken, Tomaten, Erdbeeren, Blaubeeren, Birnen und Trauben enthalten. Jod fördert die Schilddrüsenfunktion und verhindert die Bildung eines Kropfes. Mit der Nahrung nimmt man meist zu wenig Jod auf. Deshalb empfiehlt es sich, mit Jodsalz zu würzen.

• In naturbelassenem Kokosöl ist kein Jod enthalten.

Spurenelement Chrom

Täglich benötigt unser Körper 30 bis 100 Mikrogramm. Dieser Tagesbedarf an Chrom ist z. B. in 100 Gramm Linsen oder 100 Gramm Vollkornbrot enthalten. Es ist außerdem in Melasse, Roter Bete, Karotten und Kresse enthalten. Chrom reguliert den Blutzuckerspiegel.

• In naturbelassenem Kokosöl ist kein Chrom enthalten.

SPS – Sekundäre Pflanzenstoffe

Erst Anfang der Neunzigerjahre des vergangenen Jahrhunderts hat man entdeckt, dass sekundäre Pflanzenstoffe für den menschlichen Körper nützlich sein können. Zuvor hat man sie eher als giftig oder schädlich eingestuft. Heute beweisen zahlreiche Studien: Wer viel Obst und Gemüse isst, erkrankt deutlich seltener an Krebs. Denn SPS sorgen dafür, dass der Körper besser vor Giftstoffen geschützt ist, die Krebs auslösen können. Sekundäre Pflanzenstoffe verbessern die »Kommunikation« zwischen den einzelnen Zellen. Entartete Zellen werden dadurch leichter erkannt und können abgetötet werden. SPS schützen aber auch vor Infektionskrankheiten, stimulieren das Immunsystem, wirken verdauungsfördernd, verhindern Blutgerinnsel und vieles mehr.

Was sekundäre Pflanzenstoffe sind

Bei Pflanzen unterscheidet man prinzipiell zwischen dem Primär- und dem Sekundärstoffwechsel.

- Unter Primärstoffwechsel werden jene Prozesse zusammengefasst, deren Produkte für das Überleben der Zellen unbedingt notwendig sind.
- Als Sekundärstoffwechsel bezeichnet man dagegen jene Biosynthesewege, deren Produkte für die Zelle selbst entbehrlich sind, die aber für den Organismus als Ganzes nützlich sein können. Solche Substanzen sind z. B. die Blütenfarbstoffe: Sie dienen der Kommunikation zwischen den Pflanzen und den Insekten, die sie bestäuben. Andere Substanzen schützen die Pflanzen vor Tierfraß und Infektionen.

Carotinoide und Flavonoide sind die bekanntesten SPS. Aber inzwischen sind noch weitere 10 000 bis 30 000 chemisch sehr unterschiedliche Verbindungen bekannt. Auch natürliche Aromen und Farbstoffe, ätherische Öle und Hormone gehören zu den sekundären Pflanzenstoffen.

Sekundäre Pflanzenstoffe finden sich vor allem in der braunen, dünnen Haut direkt am Fruchtfleisch der Kokosnuss. Das haben vergleichende chemische Analysen ergeben. Da die Haut bei schonenden Herstellungsverfahren mit in die Ölpressung kommt, sind auch beispielsweise Phytosterole und phenolische Antioxidantien im naturbelassenen Kokosöl enthalten.

Nun aber Genaueres zu einem der Bausteine des Lebens-Trios: Wir beschäftigen uns eingehender mit Fetten.

Sekundäre Pflanzenstoffe und ihre Wirkung

Welches SPS?	Welche Wirkung?	Wo kommt es vor?
Allicin	verringert die Infarktgefahr	Knoblauch, Zwiebeln
Carotinoide (Farbstoffe)	sollen krebs-vorbeugend wir-ken, stärken das Immunsystem	Karotten, Kürbis, Tomaten
Flavonoide	bekämpfen Bakte-rien, wirken gegen freie Radikale	Brokkoli, Rotkohl, Tomaten, Kirschen, Rotwein, grüner Tee
Glucosinolate	sollen krebsvorbeu-gend wirken, schüt-zen vor Mikroben	Rettich, Kresse, Senf, Meerrettich und Kohl
Isothiozyanate (Senföle)	sollen krebsvor-beugend wirken, bekämpfen bakteri-elle Infektionen	Kohl, Kresse, Rettich, Senf
Lektine	senken den Blutzu-ckerspiegel	Hülsenfrüchte, Getreideprodukte
Lycopin	senkt Herzinfarktri-siko, soll Prostata-krebs-vorbeugend wirken	Tomaten
Monoterpene (Aromastoffe)	sollen krebsvorbeu-gend wirken,	Pfefferminze, Kümmel und Zitrusfrüchte
Phenolsäuren	sollen krebsvorbeu-gend wirken, schützen vor bakte-riellen Infektionen	Grünkohl, Weiß-kohl, Weizen, Radieschen (vor allem in äußeren Pflanzenschichten), grüner Tee, Rot-wein

Phytinsäure	beeinflusst den Blutglukosespiegel positiv	Vollkornprodukte
Phytoöstrogene	sollen krebsvorbeugend wirken, sind antioxidativ	Soja, Leinsamen und Vollkornprodukte
Phytosterine	senken Cholesterinspiegel, sollen krebsvorbeugend wirken	Sesam, Soja, Sonnenblumenkerne
Polyphenole	sollen krebsvorbeugend wirken, schützen vor Mikroben, sind antioxidativ und entzündungshemmend	in den Randschichten vieler Obst- und Gemüsesorten
Protease-Inhibitoren	sollen krebsvorbeugend wirken, regulieren den Blutzuckerspiegel und sind entzündungshemmend	Hülsenfrüchte (vor allem in Sojabohnen) und Getreide
Saponine (Bitterstoffe)	sollen krebsvorbeugend wirken, senken den Cholesterinspiegel und wirken gegen Bakterien, Viren und Pilze	Hülsenfrüchte und Getreide
Sulfide	wirken antimikrobiell und antioxidativ, sollen krebsvorbeugend wirken	Knoblauch, Zwiebeln, Lauchgemüse

2. Warum Fette für unseren Organismus wichtig sind

Fett ist lebenswichtig für unseren Körper und unseren Stoffwechsel. Dabei sind, wie in vielen Studien nachgewiesen wurde, pflanzliche Fette ideal für den Organismus. Denn sie enthalten im Gegensatz zu tierischem Fett einen großen Anteil an essenziellen Fettsäuren. Allerdings sollte man darauf achten, dass in Fett oder Öl eine ausgewogene Balance zwischen gesättigten und ungesättigten Fettsäuren herrscht. Was darunter zu verstehen ist, erfahren Sie hier.

Fett ist nicht gleich Fett: tierische und pflanzliche Fette

Sicher kennen Sie die alte Diskussion, ob Butter (tierisches Fett) oder Margarine (meist pflanzliches Fett) für die Gesundheit besser sei. Darüber streiten selbst die Wissenschaftler, und fast jedes Jahr aufs Neue gibt es entsprechende Veröffentlichungen und anschließend Werbekampagnen für die »richtige Entscheidung«.
Ernährungsexperten wissen jedoch: Es geht nicht darum, dass man Fett tierischer oder pflanzlicher Herkunft zu sich nimmt. Entscheidend ist der Gehalt an ungesättigten und essenziellen Fettsäuren. Butter enthält nur etwa zwei Prozent essenzielle Fettsäuren. Margarine dagegen kann bis zu 30 Prozent der lebenswichtigen Fettsäuren enthalten. Butter ist dagegen leichter

verdaulich, weil unser Körper tierische Fette eher »erkennt«.

Pflanzenöle wie Kokosöl enthalten wesentlich mehr gesättigte Fettsäuren, und dennoch sollen sie gesünder sein? Sind sie auch leichter verdaulich? Für einen Laien ist das schwer nachvollziehbar. Dazu kommen noch zahlreiche Fachbegriffe: Da wird von gesättigten und ungesättigten Fettsäuren gesprochen, von Transfetten, von Omega-3 und Omega-6. Auch die Werbung ist mit diesen Begriffen durchsetzt, über deren Bedeutung für unsere Gesundheit kaum jemand Bescheid weiß – außer man hat sich eingehend mit dem Thema beschäftigt oder ist Ernährungswissenschaftler. Der normale Verbraucher blickt kaum mehr durch. Dabei ist im Grunde nur eines entscheidend: nämlich der Anteil der gesättigten und ungesättigten Fettsäuren im jeweiligen Nahrungsmittel.

Gesättigte und ungesättigte Fettsäuren

Sie waren im Chemieunterricht keine Leuchte? Dann lassen Sie sich schnell die Grundlagen erklären:

- Chemisch gesehen sind Öle und Fette zunächst einmal das Gleiche. Der Unterschied liegt zum einen an ihrem Aggregatzustand: Fette sind fest, Öle sind flüssig. Zum anderen differenziert man beide nach ihrer Zusammensetzung und der Länge ihrer jeweiligen Molekülketten.
- Unsere Nahrungsfette bestehen aus Alkohol (Glycerin) und ein bis drei Fettsäuren. Diese Fettsäuren sind nichts anderes als Molekülketten von Kohlenstoffatomen, an die sich Wasserstoffatome anbinden können. Man unterscheidet dabei zwischen Einfach- und Doppelbindungen.

Fette mit gesättigten Fettsäuren

»Gesättigt« bedeutet nichts anderes, als dass es sich um eine zwar lange, aber dennoch nur einfache chemische Verbindung handelt. Man unterscheidet kurz-, mittel- oder langkettige gesättigte Fettsäuren. Bei diesen Ketten sind alle freien Bindungen »besetzt« (gesättigt). Je länger die Molekülkette eines solchen Fetts ist, desto schwerer und fester ist es. Solche Fette sind lange haltbar. Das ist darin begründet, dass das Molekül keine weiteren Bindungsmöglichkeiten hat; es kann also nicht schnell auf Umwelteinflüsse reagieren. Ob das Fett von Fleisch oder beispielsweise Muttermilch stammt, spielt für unseren Körper erst einmal keine Rolle – solche Fette sind unserem Organismus vertraut, denn er kann sie selbst herstellen.

Gesättigte Fettsäuren sind in Butter, Butterschmalz, Sahne, Käse, Kokos- und Palmkernfett enthalten. Auch Pflanzenöle enthalten einen Anteil an gesättigten Fettsäuren – Kokosöl sogar über 90 Prozent. Lange Zeit hielt man Fette mit einem hohen Anteil an gesättigten Fettsäuren prinzipiell für ungesund. Diese wissenschaftliche Meinung ist nicht mehr aktuell – es kommt auch hier auf die Zusammensetzung der einzelnen ungesättigten Fettsäuren an. Kokosöl etwa enthält gut 61 Prozent an mittelkettigen und etwa 30 Prozent an langkettigen gesättigten Fettsäuren – davon einen sehr großen Anteil an Laurinsäure.

Im Folgenden eine Übersicht für Kokosöl (naturbelassene Öle aus biologischem Anbau können vor allem bei Laurinsäure unterschiedliche Werte aufzeigen):

gesättigte Fettsäuren	Anteil im Kokosöl
mittelkettig: Capronsäure	0,5 bis 1 %
mittelkettig: Caprylsäure	5 bis 10 %
mittelkettig: Caprinsäure	4 bis 8 %
mittelkettig: Laurinsäure	45 bis 52 %
langkettig: Myristinsäure	16 bis 21 %
langkettig: Palmitinsäure	7 bis 11 %
langkettig: Stearinsäure	2 bis 4 %
langkettig: Arachinsäure	in Spuren weniger als 0,1 %
langkettig: Behensäure	in Spuren weniger als 0,1 %
langkettig: Lignocerinsäure	in Spuren weniger als 0,1 %

Fette mit einfach ungesättigten Fettsäuren

»Ungesättigt« sind kurze Fettsäuren, d. h. die Molekülketten sind leichter, und sie haben eine Doppelbindung.
In diesen Ketten sind aber sozusagen noch »freie Plätze«
verfügbar, das heißt, solche Fette können auf Umwelteinflüsse reagieren, und zwar unkontrolliert. Dabei können
zufällig Verbindungen entstehen, die unserem Organismus möglicherweise Schaden zufügen (so entstehen hier
beispielsweise auch freie Radikale, also aggressive Sauer-
stoffatome). Fett mit mehrfach ungesättigten Fettsäuren
ist cremig oder sogar flüssig (also ein Öl).
Im Kokosöl sind vor allem vier einfach ungesättigte Fettsäuren wichtig für unsere Gesundheit:
• Palmitolein-, Eicosen- und Erucasäure in Spuren mit jeweils einem Anteil von weniger als 0,1 Prozent
• Ölsäure mit etwa 5 bis 8 Prozent

Fette mit mehrfach ungesättigten Fettsäuren

»Mehrfach ungesättigt« sind Fettsäuren, die mehrere Doppelbindungen haben. Pflanzliche Fette enthalten meist reichlich von diesen mehrfach ungesättigten Fettsäuren. Ein Hinweis, ob ein Fett zu dieser Kategorie zählt, ist der Aggregatzustand: Ist ein Fett bei Zimmertemperatur flüssig, können Sie davon ausgehen, dass es sich um eines mit mehrfach ungesättigten Fettsäuren handelt. In Kokosöl sind zwei wichtige mehrfach ungesättigte Fettsäuren enthalten:

- Linolsäure (Omega-6) mit einem Anteil zwischen 1 und 3 Prozent und
- Linolensäure (Omega-3) in Spuren mit einem Anteil von bis zu 0,2 Prozent.

(Quelle für die Zusammensetzung der Fettsäuren in Kokosöl: https://www.organicfacts.net/health-benefits/oils/properties-of-coconut-oil.html)

Vor allem Fette tierischer Herkunft enthalten oft gesättigte Fettsäuren. Tierischer Herkunft sind zum Beispiel Käse, Wurst und fettes Fleisch oder Butter. Ungesättigte Fettsäuren sind durchaus auch in tierischem Fett enthalten, beispielsweise in Seefischen wie Lachs, Hering oder Makrele, aber eben auch in Pflanzenölen. Auch das Schmalz von Schwein und Geflügel enthält ungesättigte Fettsäuren. Wer sich gesund ernähren will, sollte darauf achten, dass auf seinem Speiseplan eine ausgewogene Mischung von Nahrungsmitteln mit gesättigten und ungesättigten Fettsäuren steht.

Essenzielle Fettsäuren

Mehrfach ungesättigte Fettsäuren, die unser Körper nicht selbst herstellen kann und die wir deshalb mit der Nahrung zu uns nehmen müssen, nennt man »essenzielle Fettsäuren«. Dazu zählt man etwa die sogenannten Omega-Fettsäuren. Ihr Name stammt daher, dass sie alle an einer ganz bestimmten Stelle eine Doppelbindung aufweisen: Omega-3-Fettsäure am dritten Kohlenstoffatom, Omega-6-Fettsäure am sechsten. Sie kommen in vielen Pflanzenölen vor, beispielsweise in Lein-, Raps-, Sojabohnen- oder Walnussöl, aber auch in Algen und Seefisch wie Lachs, Sardelle, Sardine, Hering oder Makrele. Eine Omega-6-Fettsäure ist z. B. Linolsäure, die in Traubenkern- und Distelöl sowie in Soja-und Weizenkeimöl reichlich vorhanden ist. Unser Organismus ist in der Lage, aus Linolsäure und α-Linolensäure die für uns wichtigste Fettsäure überhaupt herzustellen: die vierfach ungesättigte Arachidonsäure. Sie kommt in praktisch allen unseren Körperzellen vor. Auch in Kokosöl ist unter anderem Linol- und α-Linolensäure enthalten. Der tägliche Bedarf an diesen unentbehrlichen Fettsäuren liegt bei sechs bis acht Gramm – also etwa einem Zehntel des Gesamtfettbedarfs.

• Mit Kokosöl können Sie Ihre Grundversorgung an essenziellen Fettsäuren sicherstellen. Ein bis zwei Esslöffel pro Tag – z. B. im Salat oder einem anderen unserer Rezepte – reicht schon für den Tagesbedarf aus!

Triglyceride

Weit über 90 Prozent all unserer Fette bestehen aus Triglyceriden. Darunter versteht man Fettmoleküle, die mit jeweils drei Fettsäuremolekülen verbunden sind. Sie bilden sozusagen das »sichtbare« Fett – also etwa den Fettrand am Steak oder Schinken. Mittelkettige Triglyceride (man nennt sie auch MCT, englisch »Middle Chain Triglycerides«) kann unser Körper sofort nach Verzehr verwerten und in Energie umwandeln. Sie werden nicht, im Gegensatz zu langkettigen Fettsäuren, zum sogenannten Hüftgold, also zu Pfunden an Hüfte, Oberschenkel oder Po. Unser Körper kann langkettige Triglyceride nicht sofort verarbeiten, deshalb wird diese Energie sozusagen als Reserve angelegt. In grauer Vorzeit war das für den Menschen überlebenswichtig, in unserer heutigen Überflussgesellschaft sind jedoch Übergewicht und langfristig Krankheiten die Folge.

»Schlechte« Fette

Tierische Fette lagert unser Körper, vor allem wenn wir zu viel davon essen, direkt im Fettgewebe ein. Übergewicht und daraus resultierende Krankheiten sind dann keine Seltenheit. Früher war man der Überzeugung, gesättigte Fettsäuren seien dafür verantwortlich, dass sich der »schlechte« (LDL-)Cholesterinspiegel im Blut erhöht. Auf lange Sicht seien verengte Blutgefäße die Folge und damit einhergehende Herz-Kreislauf-Erkrankungen (ja sogar Herzinfarkt oder Schlaganfall). Heute sieht man das wesentlich differenzierter und hat erkannt, dass auch das sogenannte schlechte Cholesterin für unseren Körperstoffwechsel wichtig ist.

Es kommt immer auf das Maß der Dinge an: Man sollte sich also keinesfalls ausschließlich von tierischen Fetten ernähren, sondern pflanzliche Fette mit einem hohen Anteil an ungesättigten Fettsäuren ebenfalls in ausreichender Menge auf den Speiseplan setzen.

Versteckte Fette

Neben den sichtbaren Fetten – wie fettes Fleisch, Schlachtfette wie Schmalz, Talg oder Butter – liegt eine Gefahr beim Essen darin, dass wir in vielen Fällen nicht erkennen, ob und welche Fette ein Lebensmittel tatsächlich enthält. Diese sogenannten versteckten Fette machen aber oft einen Großteil unserer Ernährung aus. Man denkt oft gar nicht daran, dass zum Beispiel die leckere Streichwurst zur Hälfte aus Fett besteht, dass selbst im Frühstücksei Fett enthalten ist, und zwar nicht einmal wenig. Sie können übrigens davon ausgehen, dass in Fleisch-und Wurstprodukten, in Fertignahrung und Tiefkühlkost meist eher gesättigte Fettsäuren zu finden sind (siehe auch unten »Gehärtete Fette«).

Nahrungsmittel je 100 Gramm	»versteckte« Fettmenge
Speck, durchwachsen	82 g
Mayonnaise	bis 80 g
Knabbernüsse	60 g
Mettwurst	52 g
Salami	50 g
Schweinebauch	42 g
2 Handvoll Kartoffelchips	40 g
Leberwurst	40 g
Vollmilchschokolade	33 g
Bratwurst	32 g
Schlagrahm	30 g
Schnitzel	30 g
Blätterteig	30 g

Nahrungsmittel je 100 Gramm	»versteckte« Fettmenge
Aal	30 g
Camembert, 60 % F. i. Tr.	30 g
Thunfisch in Öl	bis 25 g
Brathering	23 g
Matjes	23 g
Schinken gekocht	20 g
Torte	20 g
Pralinen	etwa 16 g
Kuchen	16 g
2 kleine Eier	12 g

Nach einer Empfehlung der Deutschen Gesellschaft für Ernährung sollten wir täglich etwa 25 bis 30 Prozent Fett zu uns nehmen. Je nach Körpergewicht und Tätigkeit sind das zwischen 50 und 100 Gramm Fett (im Durchschnitt also etwa 70 Gramm). Das aber hat man beinahe schon verzehrt, wenn man das Frühstücksbrötchen dick mit Butter bestreicht, darauf eine saftige Scheibe Schinken legt und dazu zwei Tassen Kaffee mit Kondensmilch trinkt.

Gehärtete Fette
Solche Fette werden aus Pflanzenölen hergestellt. Allerdings enthalten sie – im Gegensatz zu Nüssen oder naturbelassenen Ölen – kaum ungesättigte Fettsäuren. Sie sind durch den Produktionsprozess so verändert worden, dass sie besonders streichfähig, besonders lange haltbar und – besonders preiswert sind. Beim Raffinierungsprozess werden die ungesättigten Fettsäuren in gesättigte umge-

wandelt. Bei Pflanzenölen beispielsweise entstehen aus ursprünglich flüssigen Ölen manchmal feste, gehärtete Fette. Ein besonders gutes Beispiel dafür ist unter anderem Kokosfett: Naturbelassen ist es unter einer Temperatur von etwa 25° C cremig weich, über Zimmertemperatur hingegen flüssiges Öl. Als gehärtetes Fett bekommt man eine weiße »Fetttafel«, die bei Zimmertemperatur zwar etwas weicher, aber bei Weitem nicht ölig-flüssig wird. Das mag praktisch fürs Arbeiten in der Küche sein – und viele Hausfrauen wissen das zu schätzen, wenn sie es nicht gewohnt sind, mit Ölen zu hantieren. Auch der Rauchpunkt (also die Temperatur, bei der Fett oder Öl in der Pfanne zu rauchen und sich kurz danach zu zersetzen beginnt), ist bei gehärtetem Fett sehr viel höher als bei kalt gepresstem und unbehandeltem Öl (siehe auch Kapitel 7 »Schmelz- und Rauchpunkt«). Das bedeutet: Beim schnellen Anbraten von Fleisch schließen sich die Poren sofort, das Steak oder der Braten bleiben saftig. Es gibt allerdings auch durchaus naturbelassene Pflanzenöle wie das Kokosöl, das ebenfalls zum Braten bestens geeignet ist.

Trans-Fettsäuren
Auch die sogenannten Transfette rechnet man zu den »schlechten Fetten«. Sie entstehen bei der Härtung von Fetten und auch bei längerem, starkem Erhitzen (über 200° C). Wer viel Frittiertes isst oder beim Mittagsimbiss Currywurst mit Pommes rot-weiß verzehrt, kann sicher sein, dass er Transfette zu sich nimmt. Auch in vielen Lebensmitteln, von denen man es gar nicht vermutet, sind Transfette zu finden: in Gebäck, in Nuss-Nougat-Creme, in Kartoffelchips und Knabberartikeln, in Tiefkühlpizza und vielen Fertiggerichten, in Pommes Frites (ob frisch zubereitet, aber immer im selben Fett ausgebacken oder

als Tiefkühlware), in Chicken Wings und Hamburgern, ja sogar in Frühstücksflocken oder Tütensuppen (wo man das nun wirklich nicht vermuten würde).

Transfette werden heute für eine Reihe von Krankheiten verantwortlich gemacht, vor allem für koronare Herzerkrankungen. Auch deshalb wollen die US-amerikanischen Gesundheitsbehörden FDA (Food and Drug Administration) die Verwendung von Transfetten untersagen. In New York City und einigen amerikanischen Bundesstaaten ist das Verbot bereits seit 2006 in Kraft. Seitdem besteht in den Vereinigten Staaten Kennzeichnungspflicht für Transfette. In Deutschland gibt es eine solche Pflicht zur Kennzeichnung von Transfetten noch nicht. Man kann sich bei den Zutatenlisten in unseren Supermärkten lediglich auf die Bezeichnung »enthält gehärtete Pflanzenfette« stützen – das sind in vielen Fällen Transfette. Auf jeden Fall aber nichts Gesundes!

»Gute« Fette

Pflanzliche Fette gelten als gesünder, und zwar aus zwei Gründen: Zum einen sind sie reich an ungesättigten Fettsäuren, zum anderen verringern diese den »schlechten« (LDL-) Cholesterinspiegel im Blut, verbessern aber das »gute« (HDL-)Cholesterin. Wer darauf achtet, immer naturbelassene Produkte zu verwenden, ist gesundheitlich gesehen auf der sicheren Seite. Es gibt durchaus Pflanzenöle – etwa Erdnuss- oder Sesamöl –, deren Rauchpunkt so hoch ist, dass man bestens mit ihnen kochen, braten oder backen kann. Kokosöl ist da ein wahrer Alleskönner.

Tierisches Fett ist nicht von vornherein schlecht

Nicht alle tierischen Fette sind automatisch »schlecht«. Den Fettrand am Steak, Kotelett oder Schinken muss man nicht abschneiden, wenn man weiß, dass das Schlacht-vieh aus ökologischer Weidetierhaltung stammt. Denn auch Ernährung und Aufzucht des Tieres machen sich bei der Qualität von Fleisch und Fett bemerkbar. Auch das Fett von Fischen – vor allem von Seefischen wie Lachs – ist durchaus positiv zu bewerten: Es enthält sehr oft Omega-3-Fettsäuren (siehe oben), die als besonders gesunde essenzielle Fettsäuren gelten. Milch und Milchprodukte – und dazu zählen auch Butter und Sahne – sind für unseren Körper ebenfalls gut verträglich. Man darf nicht vergessen, dass auch wir Menschen Säugetiere sind und dass Muttermilch eines der besten Nahrungsmittel für Babys und Kleinkinder ist.

Fett hält unseren Körper zusammen

Das stimmt im wahrsten Sinne des Wortes: Fett dient als »weiche Polsterung« all unserer Organe, es umgibt sie, hält sie an ihrem Platz und schützt sie. Fast die Hälfte unseres Körperfetts liegt übrigens unter der Haut: Es sorgt dafür, dass wir Temperaturschwankungen gut überstehen. Bei der Verdauung bleibt Fett am längsten im Magen liegen, es hat dadurch einen hohen Sättigungswert. Fett ist außerdem Geschmacksträger: Mit ein bisschen Fett wird der Salat würzig; Gemüse, Fleisch und Fisch schmecken viel aromatischer. Fettlösliche Vitamine (siehe Kapitel 1, »Was unser Körper braucht, um zu funktionieren«) kommen unserem Körper nur dann zugute, und unser Organismus kann sie nur dann verarbeiten, wenn wir die entsprechenden Obst und Gemüse mit ein wenig Fett zu uns nehmen. Es hilft dabei, die Vitamine A, D, E und K und die unentbehrlichen (essenziellen) Fettsäuren durch die Darmwand in unser Blut zu transportieren.

II. Warenkunde Kokosnuss und Kokosöl

3. Anbau, Ernte und Gewinnung von Kokosöl

Die Kokospalme gehört genau zu jenen Bildern, die wir im Kopf haben, wenn wir an tropische Paradiese denken: Leise rascheln die Blätter im Wind, die Sonne strahlt vom wolkenlos blauen Himmel, unter den Palmen erstreckt sich ein endloser, weißer Sandstrand. Wir verbinden damit Urlaub und Freizeit – doch die Kokospalme ist viel mehr: ein wirtschaftlich bedeutender Faktor auf der südlichen Halbkugel unserer Erde.

Der Baum des Himmels

Die Inder nennen die Kokospalme *Kalpavriksha,* das bedeutet »Baum des Himmels«, denn sie sind der Überzeugung, dass sie ein wahres Gottesgeschenk ist. Ein Sprichwort sagt: »Jeder, der eine Kokospalme besitzt, hat alles, was er zum Leben gebraucht.« Und das kann man nachvollziehen, wenn man weiß, dass alles dieser Pflanze – Holz, Blätter, Frucht und Schale, Faser – verwendbar ist:

- Das Fruchtfleisch kann man roh genießen – aber auch trocknen und daraus sowohl Kokoschips, Kokosraspel als auch Kokosöl gewinnen.
- Kokos*milch* (eigentlich Kokoswasser, also die klare Flüssigkeit im Innern der Frucht) ist derzeit ein »In«-Getränk: Stars wie Madonna schwören auf seine wertvollen Inhaltsstoffe und deren positive Wirkung genauso wie Sportler.

- Die Fasern werden für Bodenbeläge und Teppiche gebraucht; früher hat man daraus Seile für die Takelage der Segelschiffe und Fischernetze gefertigt.
- Die harte Holzschale ist einerseits Basis für Holzkohle, andererseits fertigt man daraus Kunstgegenstände und sogar Musikinstrumente.
- Das Holz des Stammes benötigt man zum Bauen und zur Herstellung von Möbeln.
- Die Palmblätter benutzt man für Hausdächer und für Flechtarbeiten: So entstehen Hauswände, Körbe, Matten und sogar Hüte.

Cocos nucifera – die Kokospalme

Der tropische Baum stammt aus der Familie der *Arecaceae*, der Palmengewächse. Kokospalmen werden seit mindestens 3000 Jahren angebaut, anfangs kaum in Plantagen. Sie wachsen im sogenannten Tropengürtel (in der Region zwischen 15° südlicher Breite und 15° nördlicher Breite mit einer durchschnittlichen Jahrestemperatur von 27° C). Die Kokospalme braucht viel Wasser, es darf außerdem nicht zu kühl werden: Unter 20° C verträgt sie nicht. Ist es außerdem sehr trocken, und das über einen längeren Zeitraum von bis zu einem halben Jahr hinweg, trägt sie wesentlich weniger oder sogar überhaupt keine Früchte. Am besten gedeiht sie im Halbschatten. In den feucht-tropischen Gebieten Asiens und Afrikas werden Kokospalmen eher in Küstennähe angepflanzt – in Indien etwa ist der Bundesstaat Kerala für seine riesigen Kokosplantagen bekannt; in Südamerika findet man sie auch an Flussläufen (bis zu 150 Kilometer ins Landesinnere hinein).

Ausgewachsen wird der Baum bis zu 30 Meter hoch. Kokospalmen haben keine Äste oder Zweige, sondern sind

Schopfbäume: Am obersten Ende des Stammes befinden sich bis zu 30 gefiederte Blätter, jedes davon drei bis sieben Meter lang und etwa einen Meter breit. Jedes Blatt wiegt ca. zehn Kilogramm. Auch die Blüten und später die Früchte sind oben am Schopf. Weil die Blätter so stark in einzelne Segmente unterteilt sind, stehen Kokospalmen oft am Strand, denn sie vertragen selbst große Stürme, weil sie auch ständigem und heftigem Seewind keinen Widerstand bieten. Junge Blätter wachsen erst einmal senkrecht aus dem Stamm, erst im zweiten Jahr beugen sie sich in die Waagerechte, danach hängen sie leicht nach unten. Jährlich wachsen etwa ein Dutzend Blätter nach. Auch die Wurzeln der Kokospalme sorgen dafür, dass sie besonders standfest ist und selbst bei einem Orkan oder gar Tsunami nur selten entwurzelt wird. Bis zu sieben Meter vom Stamm erstreckt sich das Wurzelwerk in Breite und Tiefe, damit erreicht es sogar in größter Strandnähe meist das Grundwasser.

Die erste Kokosnuss nach sechs Jahren

Ab dem sechsten Lebensjahr fängt eine Kokospalme zu blühen an. Die Blütenstände haben männliche und weibliche Blüten (etwa 10 000 männliche stehen 40 weiblichen Blüten gegenüber). Interessant ist, dass die männlichen Blüten sich etwa zwei Wochen vor den weiblichen öffnen und die weiblichen Blüten nur etwa zwei Tage empfänglich sind. Da bleibt kaum Zeit für Selbstbestäubung, deshalb übernehmen der Wind und etliche Insekten diese Aufgabe – wie in unseren Regionen sind das Bienen und Wespen, aber auch Käfer, Ameisen oder Fliegen.

Eine Kokospalme wird bis zu 120 Jahre alt, Früchte trägt sie ab dem sechsten bis etwa (in günstigen Lagen) zum 80. Jahr. Jeder Baum bringt eine Ernte von jährlich 30 bis

40 Früchten. Manche Sorten, beispielsweise in Plantagen auf Sri Lanka, erzielen sogar die doppelte Menge, und wenn eine Kokospalme wirklich den optimalen Standort hat, kann sie bis zu 150 Nüsse im Jahr produzieren. Im Normalfall erbringt eine Kokospalme in ihrem Leben auf einer Plantage bis zu 8000 Kokosnüsse, und zwar ab dem zwölften bis etwa vierzigsten Lebensjahr. Allerdings werden die Bäume gerade in Plantagen schon etwa zehn Jahre früher gefällt, denn die Ernte wird mit der Zeit wegen des hohen Wuchses immer mühsamer.

Schwierige Ernte

Kokosnüsse werden bis zu zweieinhalb Kilo schwer, die Ernte in großer Höhe ist also nicht einfach. Man klettert entweder auf die Palme und holt die Früchte einzeln herunter, die aber nicht auf den Boden geworfen, sondern vorsichtig an Seilen heruntergelassen werden. Oder man schlägt die Kokosnüsse mit langen Bambusstöcken aus dem Palmenschopf. An den Stöcken ist am Ende ein sichelartiges Messer angebracht, mit dem die Nüsse zielgenau vom Boden aus abgeschnitten werden können. Sind die Bäume jedoch ausgewachsen und bis zu 30 Meter hoch, nützt selbst der längste Bambusstock nichts mehr.

Doppelt und dreifach geschützt

Kokosnüsse sind – botanisch gesehen – Steinfrüchte. Um aber an das leckere Fruchtfleisch und das sogenannte Kokoswasser (also die klare Flüssigkeit, die im Innern der Kokosnuss vorhanden ist) zu gelangen, muss man erst einmal die Schalen überwinden. Und das ist gar nicht so leicht, denn die Frucht der Kokospalme schützt sich nicht nur doppelt, sondern gleich dreifach.

Wenn wir im Supermarkt eine Kokosnuss kaufen, dann sehen wir stets nur die braune, faserige und harte Schale. Wer jedoch im Urlaub auf einem südasiatischen Markt war oder vielleicht selbst unter Kokospalmen gelegen ist, weiß: Kokosnüsse in freier Natur sehen ganz anders aus. Sie haben eine dicke und vor allem wasserdichte, fast lederartige Außenhaut, die je nach Sorte gelb, grün oder orange gefärbt ist. Sie sorgt dafür, dass Kokosnüsse schwimmfähig sind, dass Fruchtfleisch und Kokoswasser immer kühl gehalten werden und sie, selbst wenn sie aus großer Höhe zu Boden fallen, immer geschützt sind. Darunter befindet sich eine dicke Faserschicht, die einen Durchmesser von mehreren Zentimetern haben kann und dafür sorgt, dass die Nuss beim Aufprall nicht zerspringt. Erst dann kommt die uns bekannte harte braune und faserige Schale, die das saftige und ölhaltige Fruchtfleisch verbirgt. Ganz im Innern findet man dann das Kokoswasser. Es gibt mittlerweile spezielle Kokospalmen (beispielsweise auf Sri Lanka), die besonders viel Kokoswasser und relativ wenig Fruchtfleisch produzieren. Das kommt dem momentanen Boom nach diesem natürlichen und an gesunden Inhaltsstoffen reichen Getränk entgegen.

Kokoswasser, Kokosmilch und Kokossahne

Kokoswasser

So heißt die klare Flüssigkeit, die sich im Inneren der Kokosnuss befindet. Bei jungen Kokosnüssen kann das bis zu einem Liter Flüssigkeit sein; bei Kokosnüssen, die man bei uns im Supermarkt kauft, ist es jedoch viel weniger, oft nur wenige hundert Milliliter. Man gelangt ans Kokoswasser, indem man eines der drei Keimlöcher in der Schale aufbohrt.

In Urlaubsregionen, in denen Kokosnüsse frisch vom Baum geerntet werden, ist Kokoswasser ein Trinkwasserersatz: Auf Inseln ohne eigene Süßwasserquelle braucht man pro Erwachsenem bis zu sechs Kokosnüsse täglich, um den Flüssigkeitsbedarf zu stillen. Dort kennt man auch den vergorenen Saft, der manchmal sogar zu einem Kokosschnaps destilliert wird. Kokoswasser wird oft auch als »Street Food« angeboten. Wenn die Kokosnuss vor dem Verzehr des Kokoswassers vor Ihren Augen aufgeschlagen wird, können Sie bedenkenlos zugreifen: Solange die Nuss geschlossen ist, ist die Flüssigkeit keimfrei. Vorsicht jedoch vor bereits geöffneten und eventuell schon länger im Freien stehenden Kokosnüssen! Hier gilt der Grundsatz, dem man in allen exotischen Regionen beachten sollte: *Boil it, cook it, peel it or forget it* (koch es, brat es, schäl es oder vergiss es).

Kokosmilch

Sie wird hergestellt, indem man das weiße Fruchtfleisch aus der Nussschale schabt und mit etwas lauwarmem Wasser in den Mixer gibt. Die gründlich zerkleinerte Mischung wird dann ausgepresst: Aus dieser »Milch« kann man auch Kokosöl gewinnen (siehe unten).

Kokossahne

Lässt man Kokosmilch etwa 24 Stunden und leicht gekühlt stehen, setzt sich der Fettanteil oben ab. Man kann ihn abschöpfen und hat nun reine, naturbelassene Kokossahne.

Die wirtschaftliche Bedeutung der Kokospalme

Die Kokospalme ist von großer Bedeutung im südasiatischen Raum. Etwa ab Mitte des 18. Jahrhunderts begann der Anbau von Kokospalmen in Plantagen. In Indien, auf Sri Lanka (dem früheren Ceylon), in Indonesien und den Philippinen wurde dies von den ehemaligen Kolonialmächten veranlasst. Portugiesen und Spanier, Holländer und Briten wussten schon bald um den Wert dieses Baumes – nicht nur wegen der Früchte, sondern vor allem wegen der Kokosfasern: Sie waren unerlässlich für die Herstellung von Seilen für die Schiffe der großen Seemächte.

Heute ist das ganz anders: Die Produktion von Kokosnüssen hat sich seit etwa 35 Jahren beinahe verdoppelt, acht Prozent des Weltbedarfs an Pflanzenöl werden durch Kokospalmen gedeckt.

Hauptsächliche Erzeuger sind die Philippinen, Indonesien und Indien; als wichtigste Region nach Asien folgen Ozeanien und Afrika sowie Zentral- und Südamerika. Nach Wikipedia-Angaben sind die Niederlande, Frankreich und Deutschland die wichtigsten Kokosölproduzenten. Hier wird vor allem Kopra zur Produktion eingeführt; die Vereinigten Staaten hingegen stehen beim Import von fertigem Kokosöl an der Spitze, das entweder im Ursprungs- oder einem Drittland produziert wird. Kokospalme und Kokosöl sind für die Weltwirtschaft ein wichtiger Faktor geworden. Gerade deshalb legen viele Menschen besonderen Wert auf nachhaltigen Anbau und fairen Handel, wenn sie naturbelassenes Kokosöl für ihren privaten Gebrauch erwerben.

Nachhaltiger Anbau und fairer Handel

Gerade weil Palmöl und Kokosöl eine so wichtige Rolle in der Weltwirtschaft spielen, ist es von großer Bedeutung, dass immer mehr Menschen Wert darauf legen zu erfahren, aus welchen Anbaugebieten das Kokosöl stammt, das sie verwenden, und ob ein nachhaltiger Anbau betrieben wird. Gerade bei naturbelassenem Kokosöl setzen sich die meisten Importeure in Deutschland sehr für Nachhaltigkeit und Fair Trade ein. Es ist keine Seltenheit, dass man selbst vor Ort ist, nicht nur wegen der Kontrolle, sondern vor allem um den biologischen und nachhaltigen Anbau zu fördern. Von der Pflanze bis zum Ölfläschchen wird genau darauf geachtet, dass möglichst schonend und ökologisch gearbeitet wird. Wenn Sie also naturbelassenes Kokosöl kaufen, können Sie in Deutschland ziemlich sicher sein, dass es sich nicht nur um Ware von hoher Qualität handelt, die alle wertvollen Inhaltsstoffe enthält, sondern dass es auch ein Produkt aus kontrolliertem Bioanbau ist.

Was man heute aus Kokosfasern herstellt

Der Fachbegriff für Kokosfaser ist *Coir,* ursprünglich ein indischer Handelsname, der sich aus den Begriffen *kayar* für »Seil« und *kyaru* für »verdreht« ableitet. Coir ist ein hochwertiges Naturprodukt. Bis zu 50 Prozent des Gewichts einer Kokosnuss sind Fasern, getrocknet sind das knapp 100 Gramm. Die Fasern unreifer Kokosnüsse werden gesponnen, die von reifen Früchten haben dafür einen zu hohen Holzanteil – man braucht sie für andere Produkte.

Bei der Verwertung werden die Fasern zunächst sortiert: Kurze Fasern verwendet man zum Stopfen von Matratzen oder Polstern. Kokosfasern werden für Fußmatten,

Körbe, Teppiche und gepresst für Dämmplatten gebraucht. Weil sie gegen Feuchtigkeit unempfindlich sind, setzt man sie heute auch als sogenannte Geotextilien für den Schutz vor Erosion ein. Selbst als Pflanzsubstrat im Gartenbau werden Kokosfasern (anstelle von Torf) eingesetzt. Bei neuesten Verarbeitungsmethoden werden Kokosfasern sogar bei der Herstellung von Kunststoffen verwendet.

Die größten Vorteile der Kokosfasern sind, dass sie gleichbleibend elastisch sind und sich sowohl gegen Ungeziefer wie Motten als auch gegen Fäulnis resistent zeigen. Außerdem gelten sie schalldämmend, sind besonders leicht, bruch- und scheuerfest – allesamt Eigenschaften, die für diese Naturfasern sprechen.

Kopra – das »Fleisch« der Kokosnuss

Kokosnüsse haben einen hohlen Kern, in dem sich das Kokoswasser und an der Innenseite der Schale das saftige Fruchtfleisch befinden, das man in getrocknetem Zustand *Kopra* nennt. Das Wort *koppara* entstammt einer malaiischen Sprache und bedeutet »getrocknete Kokosnuss«. Das frische Fruchtfleisch ist etwa ein bis zwei Zentimeter dick, sehr fest und faserig. Man kann es bestens roh verzehren, aber eben auch trocknen. Frisch enthält es bis zu 50 Prozent Wasser. Wenn Sie selbst schon einmal eine Kokosnuss geöffnet haben und ans Fruchtfleisch gelangen wollten, wissen Sie, dass sich das frische Fleisch nur schwer von der Schale löst. Getrocknetes Fleisch hingegen hat nur noch einen Wassergehalt von etwa fünf Prozent, Kopra löst sich dann nach dem Trocknen in den aufgeschlagenen Schalen leichter vom Holz.

Die Kopra-Ernte eines Baums beträgt pro Jahr zwischen fünf und 20 Kilogramm – eine relativ geringe Menge – vor allem unter dem Gesichtspunkt, dass Kopra in riesigen Mengen auf dem Weltmarkt gebraucht wird. Es ist die wichtigste Basis, um Kokosöl zu gewinnen, um Margarine herzustellen und um für die Backindustrie Kokosflocken zu produzieren. Auch die Süßwarenhersteller benötigen Kopra, und selbst wir Verbraucher schätzen es als leckere Zutat zu Backwerk und für die indisch-asiatische Küche. Man gewinnt aus Kopra auch Kokospaste, die zum Kochen verwendet wird. Reste, die nach der Produktion all dieser Lebensmittel übrig bleiben, sind dennoch nicht für den Abfall bestimmt: Sie sind ein wertvolles Tierfutter, denn sie enthalten immer noch Proteine und Mineralien sowie Zucker.

Wie Kokosöl hergestellt wird

Es bedeutet nicht automatisch, dass ein Öl kalt gepresst ist, wenn es die Bezeichnung »nativ« trägt. Das ist lediglich ein Hinweis darauf, dass es entweder durch kalte Pressung oder durch andere, auf jeden Fall jedoch schonende mechanische Verfahren gewonnen wird. Nur hochwertige Öle dürften die Bezeichnung VCO (für *Virgin Coconut Oil*) tragen. Man kennt zur Herstellung von nativem, also naturbelassenem Kokosöl zwei Herstellungsverfahren. Das reine Öl, lediglich aus Fruchtfleisch gepresst, ist hell, fast weiß. Normalerweise allerdings bekommt man im Handel eher gelbliches Öl: Es wurde aus Fruchtfleisch gepresst, bei dem die zarte braune Haut von der Innenseite der Kokosschale vor der Pressung nicht entfernt wurde. Das ist nichts Negatives, im Gegenteil: Gerade diese Haut enthält gesunde sekundäre Pflanzenstoffe (siehe Kapitel 1, »Was unser Körper braucht, um zu funktionieren«).

Die Expeller-Methode

Sie wird auch Trockenmethode (*Dry method*) genannt. Dabei werden die Nüsse nach der Ernte gewaschen, geöffnet und das Fruchtfleisch von der Schale getrennt. Die Kopra wird dann bei etwa 60° C in speziellen Geräten getrocknet. Ursprünglich ließ man die Kopra an der Sonne (*sun dried*) trocknen, allerdings ist dies hygienisch nicht immer einwandfrei. Außerdem gibt es traditionell die Methode, Kopra über Feuer zu trocknen (*smoke dried*); allerdings kann es dadurch zur Anreicherung von Schadstoffen kommen: Für die Herstellung von gesundem, nativem Kokosöl ist das also eher weniger geeignet.

Nach der Trocknung erfolgt die Kaltpressung. Lediglich durch Druck und ohne Hitze (unter 35° C) wird das Öl aus der getrockneten Kopra gepresst. Kokosöl, das nach dieser Methode hergestellt wird, darf »kalt gepresst« genannt werden, auch wenn die Trocknung des Fruchtfleischs bei 60° C erfolgt ist. Auch die (ungeschützte) Bezeichnung »nativ« ist erlaubt.

Nach der Pressung wird das Öl abgefüllt und verschifft. Kokosöl, das mit der Expeller-Methode hergestellt wurde, schmeckt oft intensiv nach Kokos. Der Geruch erinnert meist ein wenig an Karamell. Vorteil dieser Produktion ist, dass solche Öle weniger Feuchtigkeit enthalten und deshalb länger haltbar sind.

Die Zentrifugen-Methode

Bei dieser Art der Herstellung, die man auch »Nass-Methode« (*Wet Method*) nennt, kommt die moderne Technik ins Spiel – allerdings bei traditionellen Temperaturen. Die Kokosnüsse werden dabei ebenfalls gewaschen und aufgeschlagen, das Fruchtfleisch wird von der Schale getrennt. Es wird zerkleinert und frisch, also ungetrocknet, bei einer Temperatur unter 35° C in eine Zentrifuge gegeben. Durch die schnellen Umdrehungen werden Kokoswasser, Öl und Fruchtfleisch getrennt. Die wertvollen Inhaltsstoffe bleiben erhalten. Das Kokosöl wird abgefüllt und ebenfalls exportiert. Kokosöl, das aus der Zentrifuge stammt, ist besonders fein und hat ein dezenteres Kokosaroma.

Die Fermentations-Methode

Diese Art der Produktion ist wohl die traditionellste, sie wird heute noch in kleinen Ölmühlen verwendet. Man nennt sie auch ANH-Methode (*Absolutely No Heat*), weil dabei keinerlei Hitze gebraucht wird. Man lässt die Kokosmilch fermentieren, bricht dadurch die Emulsion auf und kann das Öl trennen. Die Gewinnung durch Fermentation dauert länger als bei der Expeller- und Zentrifugen-Methode, deshalb haben Kokosnussöle, die auf diese Art produziert werden, keinen ihrer wertvollen Inhaltsstoffe eingebüßt. Sie sind besonders schonend hergestellt und entsprechend höher im Preis.

Kokosöl aus getrockneter Kopra

Auch aus bereits gelagerter Kopra kann man Kokosöl herstellen. Dabei wird das Fruchtfleisch geraspelt und dann bei etwa 60° C in speziellen Geräten getrocknet. Auch dies machte man früher in der Sonne. Die getrockneten Kokosraspel werden verschifft. Die getrocknete Kopra wird dann beim Importeur bei einer Temperatur unter 38° C nach der Expeller-Methode gepresst. Danach wird das Öl sofort in Gläser abgefüllt und geht in den Verkauf. Vor allem preiswertere kalt gepresste Kokosöle werden auf diese Weise hergestellt.

Andere Verfahren

- Bei der *Koch-Methode* kommt Hitze zum Einsatz. Dabei wird die Kokosmilchemulsion durch Hitze aufgebrochen. Die Kokosnussmilch köchelt stundenlang, bis die enthaltene Feuchtigkeit verdunstet ist und nur noch das reine Kokosöl übrig bleibt.
- Bei der *enzymatischen Herstellung* wird die Fermentation durch bestimmte Enzyme beschleunigt. Außerdem wird durch Enzyme die Ölausbeute optimiert.

Die Entdeckung des Öls für Gesundheit und Kosmetik

Dass Kokosöl hervorragend für die Küche zu verwenden ist, hat man in unseren Breiten vor gut 130 Jahren erkannt. Dass aber naturbelassenes Kokosöl auch für unsere Gesundheit eine hervorragende Wirkung hat, ist eine relativ neue Erkenntnis. Es enthält relativ viel Laurinsäure (siehe Kapitel 3, »Extra gesund: Das Besondere am Öl der Kokosnuss«) – eine gesättigte Fettsäure, die antibakteriell wirkt. In der Kosmetikindustrie ist Laurinsäure Basisstoff für diverse Produkte: Shampoo und Rasierseife, Sonnenschutzcreme und After-Sun-Lotion, Öle für Massage oder Bad, Creme und Seife – sie alle enthalten Kokosöl, weil es Feuchtigkeit spendet und kühlt, dabei aber nicht in die Haut eindringt.

Schon vor Jahrzehnten haben Studien gezeigt, dass Völker, in deren Küche ausschließlich mit Kokosfett gekocht wurde, sich trotz der gesättigten Fettsäuren bester Gesundheit erfreuten. Mittlerweile ist dies in den Vordergrund der Forschungen gerückt, und man weiß heute, dass die wertvollen Inhaltsstoffe des Kokosöls, in ihrer speziellen Zusammensetzung, eine Menge für unsere Gesundheit und unser Wohlbefinden tun können.

4. Extra gesund:
Das Besondere am Öl der Kokosnuss

Die Kokosnuss gehört – wie etwa auch Banane und Avocado – zu den Lebensmitteln, die einen Menschen über einen langen Zeitraum hinweg mit allem versorgen, was er braucht. Das Öl, das aus dieser Frucht gewonnen wird, enthält essenzielle Inhaltsstoffe, die in ihrer Kombination besonders wertvoll und gesund sind.

Manches – wie etwa Mineralien, Spurenelemente, einige Aminosäuren – sind gerade in nativem, naturbelassenem Öl nach dem ANH-Verfahren (einer besonders schonenden Herstellung) nur in winzig kleinen Mengen vorhanden. Im Einklang und in der Zusammensetzung mit allen anderen Inhaltsstoffen ergibt sich der große gesundheitliche Nutzen von Kokosöl.

Was ist also drin in der Kokosnuss? Und was bewirkt es für unsere Gesundheit?

Hinweise auf die entsprechenden wissenschaftlichen Studien finden Sie im Anhang.

Laurinsäure (Docedansäure) – 45 bis 52 Prozent

Laurinsäure hat den größten Anteil unter den gesättigten Fettsäuren. Daher spricht man oft von Kokosöl als »Laurinöl«. Laurinsäure gilt als besonders wertvoll, denn sie stärkt nicht nur das Immunsystem unseres Körpers, sondern wirkt zudem gegen Bakterien und Viren. Der große Vorteil von Laurinsäure ist, dass unser Organismus sie vom ersten Tag des Lebens an kennt: Diese gesättigte Fettsäure ist nämlich auch in der Muttermilch enthalten. Und man hat nachgewiesen, dass Schwangere, die Kokosöl zu sich nehmen, damit auch dem Ungeborenen etwas Gutes tun.

Als mittelkettige Fettsäure ist Laurinsäure in der Lage, Viren regelrecht zu zerstören: Sie kann nämlich die sogenannte Lipidmembran von Viren unterbrechen und damit ihr Inneres sozusagen »freilegen«. Darum gilt Muttermilch gerade für Neugeborene und Säuglinge als unerlässlich. Durch Laurinsäure wird von klein auf die Immunabwehr gestärkt. Nimmt man während der Schwangerschaft Kokosöl ein, erhöht sich sogar der Laurinsäurespiegel im Blut der Mutter und später in der Muttermilch. In gewissem Sinne wirkt Laurinsäure beinahe wie ein natürliches Antibiotikum. Man hat festgestellt, dass Babys, die ausschließlich mit Muttermilch ernährt werden, eine geringere Anfälligkeit für virusbedingte Erkrankungen aufweisen. In langjährigen Studien hat sich außerdem gezeigt, dass in Bevölkerungsgruppen, bei denen Kokosnuss oder Kokosöl auf dem täglichen Speiseplan stehen, Erkrankungen des Fettstoffwechsels oder von Herz und Kreislauf nur sehr selten vorkamen. Infektionen durch Bakterien und Viren wurden bei solchen Naturvölkern ebenfalls kaum beobachtet. Dies ist ebenfalls ein Hinweis darauf, dass Laurinsäure vor Viren, Bakterien, Pilzen und anderen Krankheitserregern Schutz bietet.

Stabil und hoch erhitzbar

Laurinsäure gilt chemisch als besonders stabil. Man kann sie daher, ohne dass das Fett sich zersetzt, sehr hoch erhitzen. Das bedeutet, Sie müssen Kokosöl nicht pur zu sich nehmen (dürfen das aber selbstverständlich, wenn es Ihnen schmeckt), sondern können es in der Küche zum Braten, Backen und Kochen verwenden – und haben trotzdem keinerlei Verlust an Laurinsäure.

Caprylsäure – 5 bis 10 Prozent

Caprylsäure zählt man ebenfalls zu den mittelkettigen Fettsäuren. Dieses Triglycerid muss in der Leber nicht durch Enzyme aufgespalten werden. Daher kann der Körper sehr schnell Energiereserven aufbauen. Caprylsäure zeigt ähnliche Wirkungen gegen bakterielle und virale Erreger wie Laurinsäure. Sie unterstützt außerdem unseren Verdauungsprozess: Sie sorgt dafür, dass Ketone gebildet werden, die eine stabile Energiequelle für unser Gehirn sind – ohne jedoch dabei unseren Blutzuckerspiegel negativ zu beeinflussen. Gerade Patienten, die an Diabetes oder an einer Krankheit wie Parkinson, Multiple Sklerose oder Alzheimer leiden, kommen daher mit Kokosöl gut zurecht (siehe unten).

Da Caprylsäure die Aufnahme von Aminosäuren und Mineralstoffen fördert, sorgt sie außerdem dafür, dass das Muskelgewebe nicht so leicht abgebaut wird. Sportler wissen das – und behandeln sich mit Kokosöl: Sie nehmen es regelmäßig ein, verwenden es jedoch auch äußerlich zur Vorbeugung von Muskelverletzungen oder zur Nachsorge, wenn eine Verletzung schneller abheilen soll (siehe Kapitel 5, »Gesundheit und Wohlbefinden«).

Caprinsäure (auch: Decansäure) – 4 bis 8 Prozent

Diese mittelkettige Fettsäure wird von unserem Organismus zu *Monocaprin* umgewandelt. Nachweislich ist Monocaprin (das zeigen beispielsweise die Ergebnisse einer isländischen Studie) hilfreich gegen Hefepilzinfektionen bei Zahnprothesenträgern. Aber das ist bei Weitem nicht alles: Monocaprin wirkt sogar bei HIV-Infektionen. Zurzeit wird untersucht, ob auch eine antivirale Wirkung gegen *Herpes simplex,* Gonokokken und Chlamydien (zwei Geschlechtskrankheiten) besteht.

Wissenschaftlich belegt ist, dass diese gesättigte Fettsäure bereits nach sehr kurzer Zeit (weniger als 15 Minuten) in der Lage ist, Hefepilzinfektionen durch *Candida albicans* abzutöten.

Langzeitstudien bei Naturvölkern haben zudem ergeben, dass bei einem regelmäßigen Genuss von Kokosnüssen und -öl kaum Pilzerkrankungen auftreten.

Im Labor konnten durch Caprinsäure etliche Krankheitserreger neutralisiert werden, darunter auch Salmonellen, Streptokokken, Chlamydien, Helicobacter oder Pneumokokken (die Erreger von einer weltweit millionenfach tödlich verlaufenden Lungenentzündung).

Die Einnahme von Kokosöl unterstützt den Aufbau bzw. die Stärkung unserer Immunabwehr.

Linolsäure – 1 bis 3 Prozent

Zwar nur in geringen Mengen, aber dennoch wirksam ist Linolsäure in Kokosöl enthalten. Diese zweifach ungesättigte Fettsäure zählt zu den Omega-6-Fettsäuren und ist damit essenziell – das heißt, unser Körper kann sie nicht selbst herstellen, wir müssen sie mit der Nahrung aufnehmen.

Linolsäure schützt vor allem unsere Haut, sowohl vor Sonneneinstrahlung als auch vor äußerlichen Reizungen. Auch manche Altersflecken werden durch Linolsäure gemildert, sie verblassen (siehe Kapitel 5, »Gesundheit und Wohlbefinden«).

Normalerweise ist etwa ein Fünftel der Fettsäuren, die in der körpereigenen Haut vorhanden sind, Linolsäure. Man merkt es schnell, wenn sie fehlt: Die Haut wird schuppig, ist nicht mehr elastisch, zeigt Falten und trocknet aus. Es ist also nachvollziehbar, warum Linolsäure in vielen Kosmetikprodukten verwendet wird. Wer Kokosöl mit der Nahrung einnimmt und es außerdem äußerlich anwendet, kann sicher sein, dass seine Haut frisch aussieht und länger jugendlich bleibt (siehe auch Kapitel 6, »Kosmetik für Haut und Haar«).

Myristinsäure – 16 bis 21 Prozent

Dieses Triglycerid ist eine gesättigte, langkettige Fettsäure. Sie kommt in fast allen tierischen und pflanzlichen Fetten vor. Auch Myristinsäure ist für unseren Körper essenziell, er kann sie nicht selbst produzieren. Wichtig ist sie für den Aufbau der Zellmembran. Eine zu hohe Zufuhr dieser Fettsäure kann zu einem erhöhten Cholesterinspiegel führen; jedoch reicht der Anteil in einem guten, naturbelassenen Kokosöl dafür bei Weitem nicht aus. Gerade deshalb ist Kokosöl zur ausbalancierten Fettsäurezufuhr in unserer Ernährung immens wichtig. Denn dann wirkt es eher prophylaktisch gegen koronare Herzerkrankungen und steigert die Immunabwehr (siehe unten).

Myristinsäure sorgt im Kokosöl außerdem dafür, dass beispielsweise bei einem Sonnenbrand die Haut angenehm gekühlt wird. Ist die Haut bereits geschädigt, wird sie schneller regeneriert (siehe auch Kapitel 6, »Kosmetik für Haut und Haar«).

Palmitinsäure (auch: Hexadecansäure) – 7 bis 11 Prozent

Diese gesättigte Fettsäure sorgt gemeinsam mit Laurin- und Myristinsäure dafür, dass sich im menschlichen Blutcholesterinspiegel die richtige Balance einstellt. Palmitinsäure ist ein entscheidender Energielieferant für unser Herz; außerdem ist sie wichtig für die Funktion in den Körperzellen sowie für die Zellkommunikation.

Wissenschaftliche Untersuchungen haben gezeigt, dass die Palmitinsäure im Kokosöl bei Kindern die Aufnahme von Calcium, Magnesium und Eiweiß erhöht. Alle drei sind für die gesunde Entwicklung der Knochen wichtig. Bei einer Zugabe von Kokosöl zur Babynahrung konnte man feststellen, dass bei Kleinstkindern Calcium und Fett besser aufgenommen wurden – ein wichtiger Aspekt für Gesundheit und Gedeihen des Kindes.

Die Bildung von Vitamin D (ein Vitamin, das wir in der Haut durch Sonneneinstrahlung bilden können) wird durch Palmitinsäure gefördert (siehe auch Kapitel 6, »Kosmetik für Haut und Haar«).

Vitamin E (Tocopherol) – auf 100 ml 0,09 mg

Vor allem als Schutzvitamin ist Tocopherol bekannt. Denn es sorgt dafür, dass mehrfach gesättigte Fettsäuren (wie sie ja auch im Kokosöl enthalten sind) nicht durch Sauerstoff abgebaut werden. Vor allem für die Zellen in unserem Körper ist Vitamin E wichtig: Beim Stoffwechsel schützt es Zellen und Zellwände.

Zu wenig Vitamin E lässt unsere Haut trocken und faltig werden. Da wir dieses Vitamin nicht selbst herstellen können, müssen wir es über die Nahrung zu uns nehmen. Zwar ist der Gehalt von Vitamin E in Kokosöl nicht sehr hoch (auf 100 Milliliter kommen etwa 0,09 Milligramm), aber auch hier ist die Kombination mit allen anderen Inhaltsstoffen ausschlaggebend. Unbestritten ist die Wirkung von Vitamin E als Antioxidans – es bietet damit Schutz vor den schädlichen freien Radikalen, die unter bestimmten Umständen sogar Krebs verursachen können. Vitamin E ist außerdem wichtig für unseren Muskelapparat und das Nervensystem.

Da Vitamin E fettlöslich ist, eignet es sich bestens zur Hautpflege. Deshalb wird es auch in kosmetischen Produkten verwendet. Wer Kokosöl pur für die Hautpflege verwendet, kann sicher sein, dass die Haut geschützt ist und dass sich weniger Falten bilden (oder bereits vorhandene Fältchen geglättet werden): In Verbindung mit der Feuchtigkeit des Kokosöls wirken nicht nur die entsprechenden Fettsäuren, sondern eben auch Vitamin E (siehe dazu auch Kapitel 5, »Gesundheit und Wohlbefinden«, und Kapitel 6, »Kosmetik für Haut und Haar«).

Vitamin K – auf 100 ml 1,8 mg

Auch Vitamin K ist fettlöslich. Es unterstützt die Blutgerinnung und die Knochenbildung. In Kombination mit den Wirkstoffen im Kokosöl verhindert Vitamin K, dass sich Calcium an den Arterienwänden ablagert.

Es sorgt dafür, dass es vom Blut genau dahin transportiert wird, wo unser Körper es braucht: in Knochen und Zähnen. Wissenschaftliche Untersuchungen zufolge beugt Vitamin K auch der Arteriosklerose vor. Zwar kann unser Körper dieses Vitamin im Darm selbst herstellen, doch das reicht nicht für eine umfassende Versorgung aus.

Deshalb ist es erforderlich, dass Vitamin K zusätzlich über die Nahrung zugeführt wird.

Mineralstoffe: Magnesium, Calcium, Kalium und Phosphor

Kokosöl sorgt dafür, dass Calcium und Magnesium (beide wichtig für den Knochenaufbau) besser vom Körper aufgenommen werden. Während Magnesium, Calcium und Kalium in naturbelassenem Kokosöl nur in Spuren vorkommen, sind in 100 ml etwa 0,2 mg Phosphor gemessen worden. In Kombination mit allem anderen unterstützen diese Mineralstoffe die Blutbildung, das Körperwachstum, den Stoffwechsel und den Wasserhaushalt in unserem Organismus.

Spurenelemente: Eisen, Zink, Mangan und Kupfer

In Kokosöl ist relativ viel Eisen enthalten: 0,04 mg auf 100 ml. Eisen unterstützt die Blutbildung und unsere Sauerstoffversorgung. Zink, Mangan und Kupfer sind wichtig für den Eiweiß- und Kohlenhydratstoffwechsel, für den Eisentransport, das Bindegewebe und den Fettstoffwechsel.

Aminosäuren

In der Natur gibt es mehrere Hundert unterschiedlichste Aminosäuren. Chemisch betrachtet sind sie Verbindungen aus Kohlenstoff, Wasserstoff und Stickstoff. Um Protein (Eiweiß) aufzubauen, benötigen wir jedoch nur 20 bestimmte Aminosäuren. Acht davon sind essenziell:

- *Tryptophan* gilt als stimmungsaufhellend. Es wird im Körper zu dem »Glückshormon« Serotonin umgewandelt.

- *Threonin* spielt eine wichtige Rolle bei der Regulierung von Enzymen.
- *Lysin* ist wichtig für unser Bindegewebe und steuert die Kollagenabgabe in den Zellen.
- *Phenylalanin* ist entscheidend für den Stickstoffwechsel unserer Zellen.
- *Methionin* ist eine der wenigen schwefelhaltigen Aminosäuren im menschlichen Körper. Es trägt unter anderem zur Bildung von Hormonen und Adrenalin bei und ist wichtig für den Fettabbau in der Leber.
- *Valin* gilt als eine von drei »Stress-Aminosäuren«. Als Energiequelle für unsere Muskeln sorgt es bei körperlichem Stress für die wichtige Einlagerung von Proteinen.
- *Leucin* zählt ebenfalls zu den »Stress-Aminosäuren«. Es ist unerlässlich für den Energiehaushalt im Muskelgewebe und unterstützt Heilprozesse in unserem Körper.
- *Isoleucin* ist die dritte »Stress-Aminosäure«. Es ist an der Regulierung der Hormone beteiligt – beispielsweise an der Ausschüttung von Insulin. Alle drei »Stress-Aminosäuren« werden nicht wie andere Aminosäuren über den Leberstoffwechsel in den Organismus geleitet, sondern gelangen direkt über die Nahrung in die Muskeln.

Aminosäuren sind wichtig für den Transport aller Nährstoffe und ihre Speicherung im Organismus. Sie liefern außerdem eine ganze Menge an Vitalstoffen, die unsere Haut schöner und glatter, unser Haar glänzend und gepflegt, unsere Nägel fest machen (siehe auch Kapitel 6, »Kosmetik für Haut und Haar«). Sie wirken sogar – das nutzen viele Sportler aus – leistungssteigernd. Deshalb sind sie in vielen Nahrungsergänzungsmitteln enthalten. Wer Kokosöl zu sich nimmt, kann sich diese Zusatzmittel sparen: Denn in naturbelassenem Kokosöl finden sich alle essenziellen Aminosäuren.

Antioxidantien

Was soll man sich eigentlich unter »Antioxidantien« vorstellen? Die Erklärung ist recht einfach:

- Ein Oxidans ist ein Stoff, der Sauerstoff auf andere Substanzen überträgt und sie dadurch verändert.
- Ein Antioxidans – wie beispielsweise Vitamin E – verhindert genau das.

In unserem Körper findet ständig ein Wechselspiel zwischen diesen beiden Gegenpolen statt. Wenn das Ganze kontrolliert abläuft, ist dieser Prozess wichtig für unseren Energiehaushalt. Es kann dabei allerdings zur Bildung von sogenannten freien Radikalen kommen, das heißt von Molekülen, denen ein Elektron abhandengekommen ist. Dies führt dazu, dass besonders extremer oxidativer Stress auf das umgebende Gewebe ausgeübt wird. Die mögliche Folge: Zelle und Zellkern werden geschädigt. Und dies wiederum kann Erkrankungen (sogar Krebs) bis hin zu unwiderruflichen Schädigungen des Erbguts verursachen.

Neben Vitamin E, das ebenfalls ein Antioxidans ist, sorgt der Genuss von Kokosöl dafür, dass auch andere Antioxidantien vom Körper besser aufgenommen werden.

Gesund werden – gesund bleiben

Die oben aufgeführten wertvollen Inhaltsstoffe von nativem Kokosöl üben erwiesenermaßen eine wohltuende Wirkung auf unseren Gesundheitszustand aus. Nicht nur vorbeugend, sondern durchaus auch als therapeutische Maßnahme sollte man daher eine tägliche Dosis von Kokosöl zu sich nehmen. Es gibt aber noch mehr verblüffende Erkenntnisse zum Thema Gesundheit (siehe auch Kapitel 5, »Gesundheit und Wohlbefinden«).

Alzheimer und Altersdemenz

In einer Studie hat die Kinderärztin Dr. Mary Newport nachgewiesen, dass sogar bei Alzheimer verblüffende Erfolge mit Kokosöl zu erzielen sind. Mit 59 Jahren war der Ehemann der Ärztin erkrankt. Dr. Newport führte zwar keine wissenschaftliche Studie im strengen Sinne durch, beschäftigte sich jedoch eingehend mit den Ursachen für die Krankheit. Sie entdeckte, dass unter anderem die (Fehl-)Nutzung von Glukose im Gehirn als eine der Ursachen für Alzheimer gilt. Das heißt, das Gehirn des Patienten ist trotz ausreichender Zufuhr nicht in der Lage, Glukose in die benötigte Energie umzuwandeln. Allerdings haben wissenschaftliche Untersuchungen bestätigt, dass dieser Mangel durch Ketone behoben werden kann, die mit der Nahrung extra zugeführt werden. Ketone wiederum können – und das ist der überraschende Erfolg von Dr. Newsports Recherchen – aus mittelkettigen Triglyceriden gewonnen werden. Genau diese sind in nativem Kokosöl vorhanden.

Nach einer täglichen Dosis änderte sich der Krankheitsverlauf von Dr. Newports Mann schlagartig: Die Alzheimerkrankheit schritt bereits nach wenigen Wochen nicht weiter fort; es trat eine Besserung ein, und nach einiger Zeit erfolgte sogar eine vollständige Heilung.

2008 stellte Dr. Newport die Ergebnisse ihrer Studie in der medizinischen Fachpresse vor. Bis heute gilt sie als Beweis für die Wirksamkeit von naturbelassenem Kokosöl bei degenerativen Erkrankungen des Gehirns. Auch wenn das ein Einzelfall gewesen sein mag: Es gibt deutliche Hinweise und außerdem weitere Forschungen in dieser Richtung, die Dr. Newports Annahme bestätigen. Allemal ist es den Versuch wert, sowohl Patienten mit Alzheimer als auch Menschen, die unter Altersdemenz leiden, mit Kokosöl zu behandeln. Fakt ist in jedem Fall, dass Regionen, in denen Kokosöl zur alltäglichen Zutat in der Küche gehört, statistisch gesehen wesentlich weniger an Alzheimer Erkrankte aufweisen.

Um Altersdemenz vorzubeugen, sollte man täglich etwa einen Esslöffel Kokosöl einnehmen. Eine Falschdosierung ist nicht unbekömmlich – es gibt keinerlei Hinweise dafür, dass ein Zuviel an Kokosöl (und damit an seinen Inhaltsstoffen) Nebenwirkungen zur Folge hat. Dennoch muss Alzheimer auch ärztlich behandelt und betreut werden!

Morbus Parkinson

Auch Morbus Parkinson ist eine Erkrankung des Nervensystems. Bestimmte Teile des Gehirns zeigen einen Mangel am Botenstoff Dopamin auf, und das führt dazu, dass Nervenzellen nach und nach absterben. Die Hirnbereiche, die normalerweise mit Dopamin versorgt werden, sind für den Bewegungsapparat zuständig. Ein Parkinson-Patient kann seine Bewegungen daher immer weniger kontrollieren. Selbst wenn die Krankheit nicht heilbar ist, kann man sie heute mit pharmazeutischen Mitteln sehr gut in den Griff bekommen.

Wie bei fast allen Nervenerkrankungen spielt aber auch die richtige, ausgewogene Ernährung eine wichtige Rolle. Es gibt mittlerweile Patienten, die nach der Studie von Dr. Newport Kokosöl ebenfalls gegen Morbus Parkinson einsetzen. Auch hier gilt selbstverständlich: Keinesfalls auf den Arztbesuch verzichten!

Koronare Herzerkrankungen

Obwohl Kokosöl einen großen Anteil an gesättigten Fettsäuren enthält, wird es mittlerweile prophylaktisch gegen koronare Herzerkrankungen empfohlen. Denn es übt einen positiven Einfluss auf den Cholesterinspiegel aus. Die Werte des »guten« HDL-Cholesterins werden leicht erhöht, die des »schlechten« LDL-Cholesterins jedoch nicht. Mittlerweile weiß man, dass das Wechselspiel zwischen diesen beiden Cholesterinarten richtig ausbalanciert sein muss. Die mittelkettigen Fettsäuren in Kokosöl wirken gegen bestimmte Viren, die Ablagerungen in den Blutgefäßen begünstigen. Vorbeugend sollte man durchaus täglich Kokosöl zu sich nehmen – neben einer allgemeinen Ernährungsumstellung und viel Bewegung, um koronaren Herzerkrankungen, Herzinfarkt und Schlaganfall vorzubeugen.

Gehört man bereits zum gefährdeten Personenkreis (etwa aufgrund des Alters, des Gewichts oder von Vorerkrankungen), ist die Überwachung durch den behandelnden Arzt selbstverständlich unerlässlich!

Krebserkrankungen

Krebserkrankungen treten in der westlichen Welt millionenfach auf. Selbstverständlich kann man nicht behaupten, dass Kokosöl Krebs heilen würde. Wissenschaftliche Studien haben aber nachgewiesen, dass Kokosöl genau jene Enzyme fördert, die in unserem Organismus antioxidativ wirken. Das bedeutet, sie verzögern die Entstehung und das Wachstum entarteter Zellen. Regelmäßig und täglich eine kleine Dosis von nativem Kokosöl kann also dazu beitragen, einer Krebserkrankung vorzubeugen.

Diabetes

In Europa leiden etwa 55 Millionen Menschen unter Diabetes Typ 2, das ist der frühere sogenannte Altersdiabetes (Stand 2010, Quelle: Deutsches Zentrum für Diabetesforschung). Er entsteht oft durch Übergewicht, falsche Ernährungsgewohnheiten und zu wenig Bewegung. Man kann diese Erkrankung durchaus mit den richtig ausgewählten Lebensmitteln in den Griff bekommen bzw. ihr vorbeugen. Dazu zählt auch Kokosöl. Weil es sich zum großen Teil aus mittelkettigen Fettsäuren zusammensetzt, sorgt diese Struktur der Moleküle dafür, dass für ihren Abbau im Körper keine Glukose gebraucht wird.

Die Produktion von Insulin in der Bauchspeicheldrüse wird dadurch nicht erhöht. Gerade die antioxidativen, antibakteriellen und antifungalen Fettsäuren des nativen Kokosöls müssen also nicht »verarbeitet« werden, sondern versorgen uns sofort mit Energie. Selbstverständlich ersetzt das nicht den Besuch beim Arzt! Vorbeugend können Sie in jedem Fall täglich eine Dosis Kokosöl einnehmen. Es empfiehlt sich natürlich, prinzipiell auf die Ernährung und ausreichend Bewegung zu achten.

Magen- und Darmbeschwerden

Im Gegensatz zu vielen anderen Fetten gilt Kokosöl als besonders leicht verdaulich. Auch dafür sind die mittelkettigen Triglyceride verantwortlich. Sie können nämlich im Organismus ohne besondere Verdauungsenzyme und ohne Gallensäure verarbeitet werden.

Wer unter Verdauungsbeschwerden leidet, sollte in seiner Küche auf Kokosöl »umsteigen«. Stellen Sie sich, wenn Sie Kokosöl pur zu sich nehmen, langsam um, und nehmen Sie nicht gleich größere Mengen ein: Dreimal täglich ein Teelöffel genügt für den Anfang. Als normales Fett zum Braten, Kochen und Backen ist Kokosöl auf jeden Fall ein vollgültiger Ersatz für alle anderen Fette – da kann man problemlos auf andere Fette verzichten.

III. Aus der Praxis: Kokosöl anwenden

5. Gesundheit und Wohlbefinden

Fürs alltägliche Wohlbefinden und gegen kleinere Beschwerden kann man sich problemlos mit Kokosöl behelfen. Selbstverständlich ersetzt das niemals den Besuch beim Arzt (oder dem Therapeuten). Als »Zutat« in der Hausapotheke und als probates Mittel für »Wellness-Behandlungen« ist Kokosöl jedoch bestens geeignet. Beim Abnehmen helfen die wertvollen Inhaltsstoffe ebenfalls, und sogar bei Tieren kann man mit Kokosöl eine ganze Menge bewirken: für die Fellpflege, zur Stärkung des Organismus und gegen diverse Parasiten.

Abnehmen und Diät

Wer ein paar Kilos abnehmen möchte, sollte weniger auf pharmazeutische Produkte, Spezialdrinks oder Nahrungsergänzungsmittel zurückgreifen, die oft viel versprechen und wenig halten. Jede Crash-Diät ist unausgewogen und schadet unserem Organismus mehr, als sie ihm nützt. Eine vernünftige Nahrungsumstellung lässt nicht nur die Pfunde purzeln, sondern sorgt vor allem dafür, dass wir beim Abnehmen gesund bleiben. Dabei mag der Erfolg nicht in wenigen Tagen oder Wochen eintreten. Dafür aber können Sie sicher sein, dass Ihr Körper alle lebenswichtigen Stoffe erhält und es nicht zu Mangelerscheinungen kommt.
Beim Genuss von naturbelassenem Kokosöl werden Ketone freigesetzt. Sie sorgen dafür, dass Körperfett abge-

baut wird und es langfristig zum Gewichtsverlust kommt. Rein ketogene Ernährungsformen sind zum Beispiel die Atkins-Diät und andere Low-Carb-Diäten, bei denen weitgehend auf die Zufuhr von Kohlenhydraten verzichtet wird. Der gesundheitliche Nutzen solcher Diäten als dauerhafte Ernährungsweise ist sehr umstritten.

Der regelmäßige Genuss von Kokosöl jedoch, im Rahmen einer ganz normalen Ernährung und wie Sie dies in unserem umfangreichen Rezeptteil vorfinden, wirkt auf den gesamten Energiehaushalt unseres Körpers regulierend ein. Allein damit trägt Kokosöl zum langfristigen, gesunden Abnehmen bei. Man vermeidet beispielsweise den sogenannten Jo-Jo-Effekt, also das ständige Auf und Ab des Körpergewichts, das nach dem Absetzen der Reduktionsdiät auftritt. Man muss sich darüber im Klaren sein, dass nur eine Ernährungsumstellung auf lange Sicht Erfolg bringt.

Um Erfolg zu haben, müssen Sie aber nicht auf alles verzichten; Sie dürfen durchaus hin und wieder »sündigen« und sich ein Stückchen Schokolade, eine Kugel Eis, ein Glas Wein oder ein Bier gönnen. Aber eben alles in Maßen. Von kleinen kulinarischen Sünden abgesehen (die unserer Seele guttun und darum notwendig sind), sollte man sich jedoch so ernähren, dass der Organismus alle nötigen Stoffe in ausreichendem Maß (aber eben nicht im Übermaß) bekommt. Kokosöl enthält spezielle Fette (siehe auch Kapitel 4, »Extra gesund: Das Besondere am Öl der Kokosnuss«), nämlich Triglyceride, die vom Körper anders verarbeitet werden als »normale« Fette. Dadurch wird unser Stoffwechsel auf Trab gebracht, und das wiederum führt dazu, dass mehr Kalorien verbraucht werden. Erhöhter Kalorienverbrauch auf Dauer – das wissen auch all jene, die regelmäßig Sport treiben –, zusammen mit einer ausgewogenen, sogar nur leicht reduzierten Ernährung senkt das Körpergewicht.

Die berühmte »Puka-Puka-Studie«

Schon seit den Sechzigerjahren des vergangenen Jahrhunderts gibt es etliche Studien, die die positive Wirkung des Kokosöls beim Abnehmen und Diäthalten, aber auch bei der allgemeinen Gesundheit vor allem von Herz und Kreislauf bestätigen. Einer der ersten Wissenschaftler, der sich zu diesem Thema äußerte, war der neuseeländische Arzt Dr. Ian Prior (1923–2009) mit der »Puka-Puka-Studie«, der ein bis dahin völlig isoliert lebendes Naturvolk auf seine Gesundheit hin untersuchte. Zahlreiche Tests ergaben, dass beinahe alle 2500 Bewohner der Insel Puka Puka im Südpazifik einen nahezu idealen BMI (Body-Mass-Index) aufwiesen, dass zudem kaum Erkrankungen des Herz-Kreislaufsystems zu verzeichnen waren. Als Drittes fiel Dr. Prior auf, dass auch der Zustand der Zähne überdurchschnittlich gut war. Untersuchungen der Ernährungsgewohnheiten zeigten, dass die Insulaner sich fast ausschließlich mit naturbelassenen Lebensmitteln ernährten: Fleisch, Fisch, Obst und Gemüse. Vor allem aber nahmen sie täglich Kokosnussprodukte zu sich – nicht nur in Form von Fruchtfleisch oder Kokoswasser, sondern auch von Kokosöl, das sie zum Kochen und Braten verwendeten.

Eine kleine Menge Kokosöl reicht schon aus

Wer Kokosöl zum Abnehmen bzw. zur Unterstützung einer Diät einsetzen möchte, muss nichts Spezielles berechnen oder auf bestimmte Mengenangaben achten. Es reicht völlig aus, davon täglich einen Teelöffel oder höchstens einen Esslöffel mit der gewohnten Nahrung (siehe auch den Rezeptteil) zu sich zu nehmen. Kochen, braten und backen Sie mit Kokosöl, genießen Sie es pur morgens im Joghurt oder im Müsli, geben Sie eine kleine Menge in Ihren Kaffee (und schäumen Sie ihn nachher auf – ein Hochgenuss!). Das reicht bereits aus, um den Stoffwechsel zu stimulieren. Wer dazu auf einen ausgewogenen Speiseplan achtet und sich ansonsten eher fettarm ernährt, kann sicher sein, dass die nächste Diät von Erfolg gekrönt sein wird. Und zwar auf Dauer!

Entgiften und Entschlacken

Nicht nur zur Frühjahrskur, sondern das ganze Jahr hindurch empfiehlt es sich, darauf zu achten, dass unser Organismus entgiftet und entschlackt wirkt. Nicht nur durch unsere Umwelt, auch durch körpereigene Prozesse entstehen Giftstoffe und Ablagerungen, die uns nicht guttun, die uns sogar krank machen können. Kokosöl ist ein wichtiger Helfer, um solche Stoffe aus dem Körper zu entfernen.

Die Kokosöl-Kur

Sie dauert bis zu einer Woche. Täglich trinkt man sechsmal über 24 Stunden verteilt, also alle vier Stunden, ein bis zwei Teelöffel pures, naturbelassenes Kokosöl. Es empfiehlt sich, zusätzlich einmal am Tag einen Esslöffel Heilerde einzunehmen: Dadurch werden die frei werdenden Gifte gebunden und können leichter ausgeschieden werden.

Ölziehen

Vielleicht kennen Sie diese Therapie unter den Bezeichnungen »Ölkauen«, »Ölsaugen« oder schlicht »Ölkur«. Das Ölziehen stammt aus der ayurvedischen Gesundheitslehre. In Indien verwendet man hauptsächlich Sesamöl für diese Entgiftungsmethode; allerdings sind die wertvollen Inhaltsstoffe im Kokosöl mindestens genauso gut geeignet. Achten Sie darauf, dass diese Öltherapie stets morgens auf nüchternem Magen durchgeführt werden sollte. Man nimmt einen guten Teelöffel voll Öl in den Mund und bewegt es etwa 20 Minuten im Mundraum hin und her; man zieht es zwischen die Zähne, drückt es an den Gaumen, lässt es über die Zunge laufen. Nehmen Sie beim ersten Mal nicht zu viel Öl, denn es dauert eine gewisse Zeit, bis man sich an diese Behandlungsmethode gewöhnt hat. Gerade anfangs kommt es zu vermehrter Speichelbildung, und so entsteht relativ viel Flüssigkeit im Mundraum. Sie sollten darauf achten, das Öl weder zu schlucken noch damit zu gurgeln. Am Ende des Ölziehens spuckt man es aus – übrigens am besten nicht ins Waschbecken, denn so gelangt es in den Wasserkreislauf. Besser ist es, das verbrauchte Öl in ein Papiertuch zu spucken und dieses mit dem Hausmüll zu entsorgen. Danach den Mund mit warmem Wasser ausspülen und wie gewohnt die Zähne putzen.

Anhänger der Ayurveda-Medizin sind überzeugt, dass durch das Ölziehen nicht nur Giftstoffe aus dem Körper entfernt werden, sondern auch vor allem Krankheitserreger (Bakterien, Viren, Pilze).

Hauterkrankungen und -verletzungen

Für die kosmetische Schönheitspflege finden Sie viele Tipps im folgenden Kapitel. Was aber, wenn Sie unter Schuppenflechte leiden oder Sie sich mit einer Neurodermitis abplagen? Oder wenn Sie sich verletzen – vielleicht bei der Küchenarbeit mit dem Messer abrutschen? Auch hier kann Kokosöl den Heilungsprozess beschleunigen. Kokosöl hilft in vielen Fällen, wenigstens die Beschwerden zu lindern. Gerade bei Schuppenflechte und Neurodermitis kommt es darauf an, die typischen Entzündungsherde in den Griff zu bekommen. Kokosöl enthält genügend Feuchtigkeit und vor allem antimikrobielle Inhaltsstoffe, um entscheidend dazu beizutragen, dass die befallenen Stellen wieder schnell abheilen.

Schuppenflechte

Psoriasis – so der medizinische Fachbegriff – ist eine nicht ansteckende Hauterkrankung. Die Patienten leiden unter sehr stark schuppenden Hautstellen (daher die Bezeichnung Schuppenflechte), die bis zu handtellergroß werden können und stark jucken. In Deutschland sind etwa zwei Millionen Menschen davon betroffen. Die Ursache der Erkrankung ist noch nicht völlig geklärt, man vermutet sowohl erbliche Faktoren als auch eine Reaktion des Immunsystems. Die befallenen Hautstellen befinden sich häufig an den Gelenken – an Knien und Ellbogen –, außerdem auch an der Kopfhaut. Bisher ist noch keine heilende Therapie verfügbar, sondern man kann lediglich eine Linderung der Beschwerden medikamentös bewirken.

Wenn man regelmäßig mehrmals täglich Kokosöl auf die betroffenen Hautstellen tupft, wird die Haut mit Feuchtigkeit versorgt. Die wertvollen Inhaltsstoffe des Kokosöls führen zudem zu einer schnelleren Neubildung verletzter Hautzellen und zu vermindertem Juckreiz. Die Haut schuppt sich also weniger, die Schuppenflechte heilt schneller ab.

Atopisches Ekzem

Wie die Schuppenflechte ist auch das atopische Ekzem nicht heilbar, jedoch behandelbar. Früher wurde dieses Leiden als *Neurodermitis* bezeichnet: Dieser Begriff stammt aus dem 19. Jahrhundert, weil man davon ausging, Ursache der Erkrankung sei eine Nervenentzündung. Diese Hauterkrankung kann schon bei Kleinkindern auftreten, man kann auch hier lediglich die Symptome mildern. Typische Anzeichen für ein atopisches Ekzem sind rote, schuppende, manchmal auch nässende Hautstellen. Hinzu kommt ein starker Juckreiz. Kokosöl hilft hier – wie auch bei der Schuppenflechte – nicht nur gegen den starken Juckreiz, sondern beruhigt die entzündeten Hautstellen. Naturbelassenes Kokosöl wird auf die entsprechenden Hautstellen aufgetragen, und zwar bei jedem Neurodermitisanfall mehrmals täglich.

Schnitt- und Schürfwunden

Kleinere Hautwunden heilen schneller ab, wenn man ein wenig Kokosöl darauf tupft. Denn seine Inhaltsstoffe sind sowohl antibakteriell wirksam, schützen aber auch vor Viren und Pilzerkrankungen. Hinzu kommt, dass der natürliche Heilungsprozess unserer Haut unterstützt wird. Bei etwas größeren wunden Stellen trägt man naturbelassenes Kokosöl pur auf, bedeckt das Ganze mit leichter Gaze und lässt es einwirken. Das Öl verhindert, dass die Gaze mit der Wunde verklebt. Ein sehr positiver Nebeneffekt ist, dass sich Narben entweder gar nicht bilden oder aber ihre Bildung stark reduziert ist. Selbst alte Narben werden durch eine Behandlung mit Kokosöl etwas weicher, das Gewebe hat weniger Spannung, und eventuelle Narbenwülste verringern sich.

Infektionen

Durch Verschmutzung, Bakterien, Viren oder durch Ungeziefer – oft kommt es zu Infektionen, die unseren Organismus schwer belasten können. Kokosöl hilft dabei, solche Kleinstlebewesen abzutöten.

Herpes

Der sogenannte *Herpes labialis* – also die Lippenbläschen, die nicht nur sehr unangenehm und unansehnlich sind, sondern zudem äußerst schmerzhaft – ist eine der bekanntesten und am weitesten verbreiteten Herpeserkrankungen. Andere Formen sind beispielsweise *Herpes nasalis* (bei dem die Bläschen an der Nase auftreten) oder *Herpes genitalis*, der an den äußeren Geschlechtsorganen auftritt. Selbst an der Haut der Wangen oder direkt am Auge kann es zu Herpesinfektionen kommen.

Bei über 90 Prozent der Bevölkerung in Deutschland kann man heute Antikörper gegen die sogenannten *Herpes-simplex-Viren* nachweisen. Das bedeutet nicht, dass diese Krankheit, die sich oft durch Lippenbläschen äußert, deshalb bei allen ausbricht. Aber sie wird durch Schleimhautkontakt übertragen – ein Kuss reicht dafür schon aus. Das Auftragen von Kokosöl auf die entzündeten Stellen kann helfen, die Ausbreitung von Herpes einzugrenzen. Die antibakterielle Wirkung der Inhaltsstoffe sorgt dafür, dass die Erkrankung nicht fortschreitet und zudem weniger sichtbar ist. Unterstützend ist es hilfreich, Kokosöl auch oral anzuwenden: Zwei- bis dreimal täglich sollte man daher prophylaktisch einen Teelöffel des Öls einnehmen, wenn man weiß, dass man zu Lippenbläschen neigt. Der Ausbruch von *Herpes labialis* benötigt jedoch keinen direkten Hautkontakt mehr: Bei vielen Menschen sind stressige Situationen im Berufs- oder Privatleben ein

Auslöser; selbst das Ekelgefühl etwa beim Anblick eines schmutzigen Glases kann zu den gefürchteten Lippenbläschen führen. Gerade in solchen Fällen empfiehlt sich die ständige und regelmäßige Einnahme einer kleinen Menge Kokosöl.

Läuse, Flöhe und Zecken

Tagtäglich liest man von Kindergärten und Schulen, in denen es zu Läusebefall kommt. Wer außerdem ein Haustier hat, muss damit rechnen, dass der geliebte Vierbeiner – ob Hund oder Katze – Flöhe und Zecken an sich hat. Wer viel in Wiesen und Wäldern spazieren geht, kann sich Zecken auch selbst einfangen, also ohne die Übertragung durch ein Tier. Gerade Zecken können durch ihren Biss schwerwiegende Krankheiten wie Borreliose übertragen, sogar auch oft tödlich verlaufende Erkrankungen wie die sogenannte Frühsommer-Meningoenzephalitis (FSME).

Läuse und Flöhe sind ebenfalls nicht harmlos: Sie können sich regelrecht epidemisch vermehren. Flöhe gelten als Überträger für Fleckfieber, Kinderlähmung, Borreliose und Schweinepest, selbst wenn das hierzulande nicht mehr allzu oft geschieht. Durch Läuse übertragene Krankheiten kommen bei uns so gut wie nicht mehr vor, allerdings kann es durchaus zu Allergien auf Läusekot und -speichel kommen. Im Normalfall allerdings sind Läuse und Flöhe aber nur eine eher unangenehme Plage, weil sie oft großen Juckreiz verursachen.

Kokosöl trägt man in diesem Fall nicht nur auf die befallenen Hautstellen des Bisses, sondern auch auf die Umgebung auf. Das mildert zum einen den starken Juckreiz, zum anderen werden sowohl die Insekten selbst als auch deren Eier abgetötet.

Um Kopfläuse zu vernichten, reibt man Haare und Kopfhaut gründlich und ausgiebig mit Kokosöl ein, wickelt ein warmes Handtuch um den Kopf und lässt das Öl einige Stunden einwirken. Sowohl die Läuse selbst als auch ihr Gelege, die Nissen, sollten danach weitgehend abgestorben sein. Sicherheitshalber sollte man diese Behandlung ein- oder zweimal wiederholen.

Mücken und andere Insekten

Eher unangenehm als wirklich gefährlich sind (außer Sie reagieren allergisch auf Insektengift) die Stiche von Mücken, Bienen oder Wespen. Erstere rufen einen oft starken Juckreiz hervor, Bienen- oder Wespenstiche dagegen verursachen zum Teil starke Schmerzen. Gerade in den Sommermonaten kann man sich jedoch gegen Mücken schützen: Tragen Sie Kokosöl auf die Haut auf – Mücken mögen den Geruch nicht und werden Sie verschonen. Sind Sie jedoch bereits gestochen worden, hilft das Betupfen der Einstichstelle mit Kokosöl, den Juckreiz bzw. den leicht brennenden Schmerz zu lindern und sogar ganz zum Verschwinden zu bringen.

Milben

Hausstaubmilben (*Dermatophagoides*) sind Spinnentiere, die man in unseren Häusern und Wohnungen findet. Im Freien können sie nicht überleben, wohl aber in Teppichen oder Teppichböden und vor allem in unseren Betten und Matratzen. Es gibt wohl kaum einen Haushalt, in dem sie nicht vorkommen. Kein Wunder, dass zahlreiche Menschen (in Deutschland etwa zehn Prozent) unter einer Allergie gegen Hausstaubmilben leiden. Nachgewiesen ist, dass – diese Zahl ist in Wikipedia nachzulesen – ein Teelöffel Hausstaub im Durchschnitt 1000 Milben und 250 000 winzige Kotkügelchen dieser Tiere enthält. Vor allem unsere Betten sind eine wahre Brutstätte für Milben. Die regelmäßige Hautpflege mit Kokosöl dient zwar dazu, die unangenehmen Tierchen zu vertreiben. Dennoch sollte man dafür Sorge tragen, dass die Wohnumgebung bereits vor dem Einsatz von Kokosöl weitgehend milbenfrei ist. Möglicherweise muss man sich eine neue Matratze anschaffen, Bettzeug und Vorhänge müssen bei hohen Temperaturen gewaschen (oder gereinigt) werden.

Darmparasiten

Gar nicht so selten kommt es vor, dass im menschlichen Darm Parasiten angesiedelt sind. Sie können dazu führen, dass unser Immunsystem geschwächt wird und dass wir anfälliger für alle möglichen Krankheiten werden. Um einem solchen Parasitenbefall vorzubeugen (oder bereits vorhandenen Parasitenbefall zu vermindern), empfiehlt es sich, die Nahrung täglich mit Kokosöl zu ergänzen. Ein oder zwei Esslöffel reichen völlig aus. Denn die in Kokosöl enthaltenen mittelkettigen Fettsäuren (Triglyceride) sorgen dafür, dass unsere Abwehrkräfte entscheidend gestärkt werden. Sie müssen Kokosöl nicht unbedingt pur und esslöffelweise zu sich nehmen – probieren Sie unsere Rezepte aus. So können Sie sich auf leckere Art schützen.

Wurmbefall

Es gibt wohl kaum etwas Unangenehmeres, als sich – etwa durch den engen Kontakt mit einem Haustier oder bei einem Urlaubsaufenthalt in einer der exotischen Regionen unserer Erde – einen Wurmbefall zuzuziehen. Ist dies bereits erfolgt, gehört man auf jeden Fall in ärztliche Behandlung. Vorbeugend jedoch ist es durchaus empfehlenswert, sich zum Schutz mit Kokosöl einzureiben. Wer außerdem täglich etwa einen Esslöffel naturbelassenes Kokosöl zu sich nimmt (entweder pur oder bei der Zubereitung eines unserer leckeren Rezepte), schützt sich auch von innen.

Pilzerkrankungen

Nicht nur Kleinstlebewesen können unser Wohlbefinden und unsere Gesundheit beeinträchtigen. Auch der Befall durch Pilze (etwa Nagelpilz oder entsprechende Erkrankungen im Intimbereich) ist eine höchst unangenehme Angelegenheit. Kokosöl sorgt prophylaktisch dafür, dass es gar nicht erst zu einem Pilzbefall kommt. Ist man bereits infiziert, helfen die fungiziden Inhaltsstoffe, dass sich ein Pilzbefall nicht weiter ausbreitet und bereits vorhandene Pilze abgetötet werden. Tragen Sie das Kokosöl mehrmals täglich ein paar Tage lang auf die befallenen Körperstellen auf. Selbst im Intimbereich ist dies problemlos möglich.

Warzen

Ursache von Warzen sind meist sogenannte humane *Papillomaviren.* Zwar sind Warzen keine Erkrankung, und sie schädigen auch nicht unsere Gesundheit. Aber sie sind unansehnlich und – je nach Hautstelle – auch unangenehm und manchmal schmerzhaft (etwa an der Fußsohle, wo sie beim Gehen stören können). Normale Warzenmittel aus der Apotheke schaffen zwar schnell Abhilfe, haben aber auch etliche Nebenwirkungen. Wenn Sie sich mit Kokosöl behandeln, verschwinden Warzen schnell – und schmerzlos. Betupfen Sie die Warzen mehrmals täglich mit Kokosöl. Mag sein, dass die Behandlung etwas länger dauert als mit pharmazeutischen Produkten. Dafür ist sie aber natürlich und hat keine gesundheitsschädlichen Folgen.

Schwangerschaft und Stillzeit

In vielen Regionen unserer Erde stehen Kokosnüsse täglich auf dem Speisezettel. Es wird auch traditionell oft mit Kokosöl gekocht. Also nehmen Schwangere und stillende Mütter dort im Alltagsleben größere Mengen davon auf. Auch Ungeborene und Babys werden mit den wertvollen Inhaltsstoffen versorgt. Dazu muss man wissen, dass (abgesehen von den ersten Tagen unmittelbar nach der Geburt) mehr als die Hälfte der Energiezufuhr bei der Babyernährung durch Muttermilch aus Fett besteht. Die »richtigen« Fette sind also entscheidend für Mutter und Kind. Vor allem der wichtigen Laurinsäure kommt dabei eine wichtige Rolle zu, und zwar sowohl über die Ernährung der Mutter als auch später des Kindes über die Muttermilch: Kokosöl schützt Mutter und Kind vor Infektionen.

Täglich etwa 50 Gramm (das entspricht ungefähr zweieinhalb Esslöffeln voll) Kokosöl reichen aus, um die Gesundheit von Mutter und Kind zu fördern. Dabei müssen Sie diese Menge nicht von heute auf morgen sofort zu sich nehmen; besser ist es, mit weniger zu beginnen und sich nach und nach auf 50 Gramm zu steigern. Wichtig ist außerdem, dass Sie diese Dosis während der gesamten Schwangerschaft und auch in der Stillzeit beibehalten. Damit sollten Sie nicht nur für einen besseren Immunschutz Ihres Kindes sorgen, sondern auch seine Gehirnentwicklung fördern. Falls Sie Ihr Kind nicht stillen, ist es durchaus möglich, sowohl selbst hergestellter wie auch gekaufter Babynahrung Kokosöl hinzuzufügen. Übrigens gilt das auch für Kleinkinder nach dem zweiten Lebensjahr: Man hat festgestellt, dass die körperliche Entwicklung in diesem Alter signifikant besser verläuft, wenn die Ernährung hochwertig ist. Kokosöl trägt dazu bei, weil es Energie leichter als andere Pflanzenöle liefert und den kindlichen Organismus dadurch weniger belastet. Es sorgt außerdem dafür, dass bestimmte Mineralien und Vitamine (hier vor allem die fettlöslichen Vitamine – siehe auch Kapitel 1, »Was unser Körper braucht, um zu funktionieren«) sowie einige Proteine besser aufgenommen werden.

Sport und Fitness

Wer sich sportlich betätigt, braucht viel Energie. Die entsprechende Zufuhr an Kalorien holen wir uns über die Nahrung. Kokosöl ist dabei eine optimale Ergänzung. Die darin enthaltenen Fettsäuren kann der Körper nicht nur direkt aufnehmen, sondern sie auch direkt in Energie umwandeln. Sie landen also nicht wie andere Fette an Po oder Hüfte. Wer täglich etwa einen Teelöffel naturbelassenes Kokosöl zu sich nimmt (entweder pur oder über eines der leckeren, in diesem Buch aufgeführten Rezepte), wird nach ein paar wenigen Wochen merken, wie sich die körperliche Leistung steigert. Das geht natürlich nicht von heute auf morgen, aber langfristig ist es deutlich erkennbar. Besonders beanspruchte Muskelpartien übrigens sollte man vor dem Training mit Kokosöl einreiben. Das macht nicht nur die Haut elastisch (und schützt vor kleineren Verletzungen), sondern trägt auch dazu bei, dass Ihr Muskelapparat geschmeidiger wird. Die Inhaltsstoffe des Öls gelangen über die Haut in den Blutkreislauf.

Mundhygiene und Zahngesundheit

Der große entzündungshemmende Effekt von Kokosöl wirkt sich allgemein auf die Gesundheit im Mundraum aus. Bereits eine geringe Menge, regelmäßig angewandt, reicht aus, um große Wirkung zu erzielen. Wissenschaftliche Studien am Athlone Institute of Technology im County Westmeath in Irland haben den Nachweis dafür erbracht.

Karies

Auch *Der Spiegel* (*Spiegel Online*, 3. September 2012) hat sich mit den positiven Wirkungen von Kokosöl beschäftigt. Demnach haben die irischen Forscher herausgefunden, dass die Inhaltsstoffe genau jene Bakterien angreifen, die Karies verursachen. Unter Karies leiden in Deutschland viele Kinder und fast alle Erwachsenen. Die sogenannte Zahnfäule wird von Bakterien im Mundraum ausgelöst – deshalb ist regelmäßige Zahnpflege, vor allem das Putzen der Zähne nach jeder Mahlzeit, mindestens jedoch morgens und abends, so wichtig. Die Forschungen am Athlone Institute of Technology haben ergeben, dass modifiziertes (in diesem Fall: mit Enzymen vorbehandeltes) Kokosfett Streptokokken abtötet. Die im Öl enthaltenen Säuren, vor allem Laurin- und Caprylsäure, wirken außerdem entzündungshemmend. Zwar kann man damit keine bereits vorhandene Karies heilen, wohl aber der Entstehung von Zahnfäule vorbeugen.

Zahnfleischentzündungen

Probleme mit dem Zahnfleisch, sogar eine bereits bestehende Parodontitis, also eine Zahnfleischentzündung, bringt man durch eine Behandlung mit naturbelassenem Kokosöl zum Stillstand und zum Rückgang. Am besten macht man das mit dem sogenannten Ölziehen, einer Behandlungsmethode aus der indischen Ayurveda-Medizin. Sie sollten einen Esslöffel Kokosöl in den Mund nehmen und es einige Minuten kräftig durch die Zähne ziehen. Wenn Sie es schaffen, tun Sie das täglich gleich nach dem Aufstehen, noch auf nüchternen Magen, etwa eine Viertelstunde lang. Fangen Sie ruhig mit wenigen Minuten an und steigern Sie sich langsam. Danach wird das Öl ausgespuckt und der Mund mit lauwarmem Wasser sehr gut ausgespült. Das Öl bindet die schädlichen Bakterien. Deshalb sollten Sie das Öl nicht ins Waschbecken spucken, sondern in ein Papiertuch, das Sie dann im Hausmüll entsorgen. Falls Ihnen das Ölziehen zu umständlich ist oder Sie den Geschmack unangenehm finden, sollten Sie wenigstens die Zahnbürste in Kokosöl tauchen und nach dem normalen Zähneputzen nochmals gründlich »nacharbeiten«. Auch hier gründlich mit klarem Wasser nachspülen. Den Effekt merken Sie sofort: Ihre Zähne fühlen sich glatt an, jeglicher Zahnbelag ist verschwunden. Selbst einen kosmetischen Effekt kann man mit der Verwendung von Kokosöl beobachten. Dazu mehr im folgenden Kapitel.

Zahnfleischbluten

Durch die Ölkur (siehe oben) wird das Zahnfleisch gestärkt. Wer unter Zahnfleischbluten leidet, kann sicher sein, dass es durch regelmäßiges Ölziehen verschwindet. Durch regelmäßige Kokosölspülungen (es reicht aus, regelmäßig mehrmals die Woche etwa zehn Minuten mit Kokosöl zu »kauen«) verringern sich Zahnbeläge, und die Zähne werden im Laufe der Zeit sogar heller. Ein teures Bleaching beim Zahnarzt kann man sich also sparen …

Gesunde Tiere

Was uns Menschen guttut, hat oft auch bei Tieren eine positive Wirkung. Bei unseren geliebten Vierbeinern – ob in Haus oder Hof – zeigt Kokosöl ebenfalls gute Erfolge, und zwar für die Gesundheit ebenso wie fürs Wohlbefinden. Man kann es innerlich und äußerlich anwenden. Bei der innerlichen Anwendung liegt der Schutzfaktor gegen viele Parasiten vor allem darin, dass sich der Gehalt an Laurinsäure im Blut erhöht. Untersuchungen an der Berliner Universität haben ergeben, dass bereits ein Anstieg von etwa zehn Prozent für die Schutzwirkung und damit die Abwehr von Zecken ausreicht. Viele der im Handel erhältlichen naturbelassenen Kokosöle haben jedoch einen wesentlich höheren Gehalt an Laurinsäure – je nach Hersteller bis zu 60 Prozent. Damit ist die Schutzwirkung auf jeden Fall gewährleistet.

Hunde

• *Wirksam als Wurmkur:* Viele Tierärzte sind heutzutage nicht mehr unbedingt von Entwurmungskuren überzeugt, die man mehrmals im Jahr durchführen muss. Ähnlich wie bei Antibiotika vermutet man nämlich mittlerweile, dass diese Parasiten mit der Zeit resistent gegen solche Medikamente werden. Dazu kommt, dass viele Hunde empfindlich auf die Inhaltsstoffe solcher Wurmkuren reagieren. Anders verhält es sich bei einem natürlichen Mittel wie Kokosöl: Mischen Sie täglich Kokosöl unters normale Futter. Damit ist Parasiten im Magen- und Darmtrakt schnell der Garaus gemacht. Die Dosis: Pro 20 Kilogramm Gewicht mischen Sie etwa einen Teelöffel Kokosöl unters Futter. Wiegt Ihr Hund weniger, passen Sie die Menge entsprechend an. Leidet das Tier bereits unter Wurmbefall, sollten Sie diese Kur etwa vier Wochen lang durchführen. Als vorbeugende Maßnahme reicht ein Teelöffel Kokosöl zwei- bis dreimal pro Woche aus. Kleiner Tipp, falls Hund oder Katze die Nahrung verweigern, der Sie Kokosöl zugesetzt haben: Die meisten Hunde mögen Kokosflocken, und sie sind als Beigabe im normalen Futter fast genauso wirksam wie das Öl.

- *Gegen Flöhe:* Tupfen Sie mindestens einmal pro Woche gleichmäßig ein paar Tropfen Kokosöl ins Fell und verteilen Sie es gut auf der Haut. Das wirkt wie ein Schutzmantel gegen Flöhe. Leidet Ihr Tier bereits unter dem Befall von Flöhen, löst die im Kokosöl enthaltene Laurinsäure den Chitinpanzer dieser Insekten auf und tötet sie damit ab.

- *Gegen Zecken:* In der Zeckenzeit (Frühjahr bis Herbst) sollte man gerade Hunde täglich vor dem Spaziergang in Wiesen und Wäldern mit Kokosöl behandeln. Je nach Größe des Tieres nimmt man ein Viertel Teelöffel bis einen ganzen Teelöffel Kokosöl und verteilt es auf den Handflächen, streicht es dann einfach übers Fell und achtet dabei besonders auf Hals, Ohren und den Bauchraum – die Stellen, die von Zecken am ehesten befallen werden. Kleiner Tipp: Wenden Sie das Kokosöl regelmäßig an; nach etwa 14 Tagen können Sie die Behandlung in einem größeren Abstand vornehmen. Es reicht (außer in sehr zeckenreichen Jahren) dann eine Fellbehandlung alle zwei bis drei Tage aus. Zusätzlich hilft auch die innerliche Anwendung von Kokosöl gegen Zecken: Geben Sie einen halben bis ganzen Teelöffel ins Futter; dadurch erhöht sich der Laurinsäurespiegel im Blut Ihres Hundes, und das wiederum schreckt Zecken ebenfalls ab.

- *Gegen Milben:* Im Spätsommer bis in den Herbst hinein leiden viele Hunde unter dem Befall von Milben, die sich an Gräsern am Wegrand und in der Wiese befinden. Der Biss dieser Spinnentiere verursacht nicht nur sehr starken Juckreiz, sondern führt oft auch zu Entzündungen. Viele Hunde beißen sich in ihrer Verzweiflung die Pfoten blutig. Vorbeugend hilft das Einreiben mit Kokosöl. Ist es bereits zu einem Befall gekommen, sorgt Kokosöl dafür, dass der Juckreiz abnimmt, Entzündungen leichter abheilen oder sogar unterbunden werden. Das Positive an der Behandlung durch Kokosöl: Ihr Vierbeiner kann es ruhig ablecken, es schadet nicht, es hat auch keinerlei negative Nebenwirkungen – im Gegensatz zu manchen pharmazeutischen Mitteln vom Tierarzt. Sie können sich also den wohl von keinem Hund geliebten »Kragen« sparen …

- *Zur Fell- und Pfotenpflege:* Der angenehme Nebeneffekt durch eine äußerliche Behandlung mit Kokosöl ist ein schönes, glänzendes Fell. Wer seinem Hund im Winter etwas Gutes tun will, reibt die Pfoten regelmäßig mit Kokosöl ein: Damit verhindern Sie Risse in der Haut durch Streusalze, Split oder anderes Granulat, das in unseren Städten gegen Eis eingesetzt wird. Auch große Kälte kann bei Hundepfoten zu kleineren Verletzungen führen: Die regelmäßige Pflege mit Kokosöl verhindert sie oder lässt sie, wenn bereits vorhanden, schnell wieder abheilen.

Katzen

- *Gegen Zecken:* Ähnlich wie bei Hunden wirkt Kokosöl auch bei Katzen vorbeugend gegen viele Parasiten. Gerade Katzen, die nicht ausschließlich in der Wohnung leben, sondern draußen herumstreifen, sollten geschützt sein. Eine Messerspitze Kokosöl, mehrmals pro Woche ins Fell Ihrer Katze einmassiert, reicht gewöhnlich als Schutz aus. Achten Sie dabei auf jene Körperstellen, die von Zecken besonders gern befallen werden: die Ohren, den Hals, Brust- und Bauchbereich.

Selbst wenn Ihre Katze sich nach der Behandlung das Fell leckt, macht das nichts: Zum einen wird dadurch das Kokosöl weiter auf dem Körper verteilt, zum anderen sorgt es von innen heraus durch die Erhöhung des Laurinsäurespiegels im Blut für Zeckenschutz.

- *Gegen Milben und Flöhe:* Die regelmäßige Behandlung des Katzenfells mit Kokosöl schützt vor dem Befall von Milben und Flöhen. Denn Laurinsäure sondert einen bestimmten Geruch ab, den weder Mensch noch Tier wahrnehmen, der aber auf diese Parasiten abschreckend wirkt. Hat Ihre Katze Milben und Flöhe bereits »eingefangen«, vermindert die Behandlung durch Kokosöl den Juckreiz der Flohbisse und sorgt außerdem dafür, dass sie sich nicht entzünden bzw. dass bereits vorhandene Entzündungen schneller abheilen. Die Eier von Milben und Flöhen werden durch Kokosöl ebenfalls abgetötet.

- *Gegen Würmer:* Viele Katzen, gerade solche, die viel im Freien unterwegs sind, leiden unter Darmparasiten oder Würmern. Sie infizieren sich oft durch Mäuse, Vögel oder andere Kleintiere, die sie erlegen. Dem können Sie vorbeugen, indem Sie Ihrer Katze regelmäßig Kokosöl unters Futter mischen. Die Dosis: ein Teelöffel wöchentlich oder ein Viertel Teelöffel täglich. Ist das Tier bereits von Würmern befallen, helfen die wertvollen Inhaltsstoffe des Kokosöls, diese Parasiten im Darm abzutöten. Die Dosis richtet sich nach dem Gewicht Ihrer Katze; etwa ein Viertel Teelöffel täglich über einen Zeitraum von vier Wochen sollte genügen. Halten Sie aber in jedem Fall Rücksprache mit Ihrem Tierarzt – in manchen Fällen reicht die alleinige Gabe von Kokosöl nicht aus. Und wenn Ihre Katze heikel ist und Kokosöl im Futter verschmäht? Manche Katzen mögen Kokosflocken; sie haben dieselbe Wirkung wie das Kokosöl.

• *Für die Fellpflege:* Wie bei Hunden ist auch bei Katzen der angenehme Nebeneffekt von Kokosöl, das man regelmäßig (etwa zwei- oder dreimal wöchentlich) unters Futter mischt, dass die Tiere ein schönes, glattes Fell bekommen.

Pferde

• *Gegen »Sommerekzem«:* Bestimmte Pferderassen (beispielsweise Isländer oder Norweger) leiden oft unter dem sogenannten Sommerekzem. In sehr heißen Jahren oder im Hochsommer kommt diese Hauterkrankung auch bei vielen anderen Pferden vor. Ursache ist die Kriebelmücke (*Simuliidae*), auf deren Stiche (bzw. den Speichel der Mücke) die Pferde allergisch reagieren. Es bilden sich kleine Pusteln, die einen heftigen Juckreiz verursachen. Wenn die Pferde sich an diesen Stellen scheuern, kommt es nicht nur wegen des Haarausfalls zu kahlen Stellen im Fell, sondern im weiteren Verlauf zu offenen Hautpartien, die sich entzünden und eitern. Das wiederum zieht die Insekten erneut an. So verbreitet sich das Ekzem und setzt sich letztlich hartnäckig fest. Kriebelmücken stechen vor allem am Bauch, an den Ohren, am Kamm der Mähne und am Schweif. Der Tierarzt verschreibt meist chemische Mittel zur Prophylaxe gegen Kriebelmücken. Es gibt auch pflanzliche Produkte, beispielsweise Duftmittel auf der Basis von ätherischen Ölen. Sowohl auf chemische als auch pflanzliche Mittel können Pferde jedoch allergisch reagieren. Die natürliche und vor allem unschädliche Alternative ist Kokosöl: Bei bereits befallenen Tieren wird der Juckreiz gemildert, die entsprechenden Hautstellen heilen schnell ab, die Haut wird wieder glatt und geschmeidig. Dazu kommt (wie eben auch als vorbeugende Maßnahme), dass die Stechmücken den Geruch des Kokosöls meiden. Es kommt also nicht mehr zu neuen Stichen.

- *Zur Fell- und Hufpflege:* Die regelmäßige Fellbehandlung mit Kokosöl beugt nicht nur dem Befall durch Parasiten vor, sondern lässt das Pferdehaar glänzen. Sogar für die Hufpflege ist Kokosöl geeignet: Die Hufe bleiben elastisch, wenn sie regelmäßig damit eingerieben werden.

6. Kosmetik für Haut und Haar

Wer es satthat, Jahr für Jahr Hunderte von Euros für Kosmetik auszugeben, wer außerdem Wert darauf legt, genau zu wissen, welche Wirkstoffe in seiner Haut- und Haarpflege enthalten sind, wird vielleicht bereits eingesehen haben, dass es besser ist, Naturkosmetik zu benutzen. Oder vielleicht sogar täglich zu verwendende Pflegeprodukte selbst herzustellen. Das ist gar nicht so kompliziert, wie man zunächst annimmt. Viele Zutaten sind in der Küche zu finden, und gerade Kokosöl – ob pur oder als einzelne »Zutat« – ist für die Pflege von Haut und Haar ideal. Denn seine Inhaltsstoffe tun nicht nur unserem Organismus gut, sondern sorgen auch dafür, dass sich unser Aussehen optimiert.

Wenn Sie Kokosöl für die Herstellung eigener Kosmetikprodukte verwenden, achten Sie bitte darauf, dass Sie reines, unbehandeltes Öl benutzen. Es darf keine Konservierungsstoffe enthalten, es sollte keinesfalls raffiniert sein und selbstverständlich aus biologischem Anbau stammen.

Haut

Kokosöl sorgt dafür, dass unsere Haut gesund, rosig und samtig weich wird. Akne und andere Unreinheiten verschwinden, ja es hilft sogar gegen Herpesbläschen (siehe vorhergehendes Kapitel) und Cellulite. Der Grund dafür: In naturbelassenem Kokosöl ist der natürliche Wirkstoff

Laurinsäure in so hoher Konzentration enthalten wie in keinem der vielen teuren Kosmetikprodukte, die uns jugendliches Aussehen und weniger Falten versprechen – und meist enttäuschen. Laurinsäure wirkt gegen Bakterien, schützt unsere Haut vor Pilzinfektionen und Keimen, die für viele Hauterkrankungen die Ursache sind.

Straffes Gewebe und ausreichend Feuchtigkeit
Doch das ist es nicht allein: Durch seinen hohen Feuchtigkeitsgehalt sorgt Kokosöl dafür, dass unsere Haut nicht austrocknet. Bei der Gesichtshaut, gerade bei den zarten Partien um die Augen herum, ist dies besonders wichtig. Außerdem reguliert das Öl den pH-Wert unserer Haut. All das wirkt gegen frühzeitige Faltenbildung und kann sogar bereits vorhandene Fältchen ein bisschen »auspolstern« und damit sozusagen glätten. Der optische Alterungsprozess wird hinausgezögert.
Da Kokosöl außerdem unsere Haut geschmeidig und elastisch hält, stärkt es auf lange Sicht unser Bindegewebe und lässt die Hautoberfläche geschmeidig erscheinen. Bei regelmäßiger Anwendung werden sogar die unschönen Dellen der »Orangenhaut« verringert. Wer sich also mit Ölen auf Kokosbasis massieren lässt oder das reine Öl als Badezusatz verwendet, wird auch bei Cellulite Erfolge verbuchen können. Und an kalten Wintertagen, wenn unsere Haut besonderen Schutz braucht, weil sie sich rötet oder in der Heizungsluft extrem trocken und vielleicht sogar schuppig wird, verhilft eine kleine Gesichtsmassage mit ein paar Tropfen Kokosöl wieder zu gesundem, strahlendem Teint.

Reinigung

Ein halber bis ein ganzer Teelöffel reines, naturbelassenes Kokosöl reicht aus, um das Gesicht komplett zu reinigen. Einfach auf die Handflächen geben und leicht einmassieren. Damit lässt sich auch Make-up bestens entfernen. Der angenehme Nebeneffekt: Die Haut wird klar und samtig weich. Zudem ist Kokosöl ein natürlicher Feuchtigkeitsspender. Ihre Haut trocknet also nach der Reinigung nicht aus, wie es bei vielen kosmetischen Gesichtswässern der Fall ist. Sie sparen sich außerdem nach der Reinigung das Eincremen mit teuren Produkten.

Kokos-Zitronen-Reinigung

Zutaten

1 EL Kokosöl
3 Tropfen Teebaumöl (alternativ: 2 Tropfen Lavendelöl)
1 Spritzer Zitronensaft (bei fettiger oder Mischhaut)
1 TL Honig

Zubereitung

Alle Zutaten miteinander vermischen. Die Öl-Honig-Mischung nach und nach auf die Fingerspitzen geben und im Gesicht verteilen. Etwa eine Minute einwirken lassen und dann mit reichlich lauwarmem Wasser abspülen. Die Haut trocken tupfen.

Kokosöl pur bei Hautproblemen
- *Gegen Falten:* Kokosöl ist ein wahres Anti-Aging-Mittel. Einfach ein paar Tropfen des Öls regelmäßig im Gesicht verteilen und leicht einklopfen. Lassen Sie das Öl über Nacht einwirken. Nehmen Sie nach etwa fünf Minuten etwaige Überschüsse mit einem Kosmetiktuch ab.

- *Altersflecken* sind meist an den Händen zu finden – hier kann man sein Alter leider nicht verbergen. Wenn man sie regelmäßig mit Kokosöl behandelt (einfach ein wenig davon auftupfen und einwirken lassen), werden sie zwar nicht verschwinden, aber deutlich weniger sichtbar.
- *Pigmentstörungen* treten oft im Gesicht auf. Sie verblassen und fallen damit nicht mehr so auf, wenn man sie regelmäßig mit Kokosöl betupft.
- *Erste Hilfe bei Augenringen:* Schon nach ein bis zwei Stunden verschwinden unschöne Augenringe, wenn man rund um die zarte Hautpartie im Gesicht ein wenig reines Kokosöl aufträgt. Leicht einmassieren, und schon sieht man wieder frisch aus.
- *Permanente Augenringe:* Wer ständig dunkle Schatten unter den Augen hat, sollte diese Hautpartie regelmäßig behandeln. Dazu eine kleine Menge Kokosöl mehrmals wöchentlich mit dem Finger leicht einmassieren.
- *Schwangerschaftsstreifen* bilden sich schneller zurück bzw. entstehen gar nicht erst. Behandeln Sie Ihren Bauch schon während der Schwangerschaft täglich mit Kokosöl. Leicht einmassieren, und mit ein wenig Glück bleiben Sie von Schwangerschaftsstreifen gänzlich verschont. Wenn Sie nach der Geburt darunter leiden, geben Sie täglich ein paar Tropfen Öl auf die Streifen. Sie werden sehen: Sie bilden sich schneller zurück und verblassen.
- *Cellulite:* Die unschönen Dellen der sogenannten Orangenhaut stören die meisten Frauen. Diese Bindegewebsschwäche lässt sich aber durch regelmäßige Massagen mit Kokosöl abmildern. Sie reichern die Haut mit Feuchtigkeit an und straffen sie. Das Resultat ist schon nach wenigen Wochen der Anwendung sichtbar.

- *Zu trockene Haut* kann man mit der regelmäßigen An-wendung von Kokosöl leicht in den Griff bekommen. Am besten täglich morgens und abends ein paar Trop-fen Kokosöl im Gesicht leicht einmassieren.

- *Akne und andere Hautunreinheiten:* Die in Kokosöl ent-haltene Laurinsäure trägt neben anderen Inhaltsstoffen dazu bei, dass Akne, Mitesser oder Pickel verschwin-den. Wenn man sich regelmäßig mit Kokosöl behan-delt, wird die Haut rein und klar. Ein paar Tropfen Öl in die Handflächen geben, leicht einmassieren (oder die betroffenen Stellen damit betupfen) und den Öl-überschuss nach etwa fünf bis zehn Minuten mit einem Kosmetiktuch entfernen. Am besten über Nacht ein-wirken lassen.

Gesichtsmasken

Eine Gesichtsmaske sorgt dafür, dass sich die Haut gut erholen kann und eine ganze Menge wichtiger Nährstof-fe bekommt. Kokosöl ist wegen seiner wertvollen, natür-lichen Inhaltsstoffe eine gute Basis dafür. Alle Zutaten fin-den Sie in der Küche.

Kokos-Meersalz-Maske

Zutaten
2 EL Meersalz
1 EL Kokosöl
1 EL Mandelöl
Nach Belieben: ätherisches Duftöl

Zubereitung
Ale Zutaten miteinander vermengen, es sollte eine zähflüssige Paste entstehen. Mit einem Pinsel aufs Gesicht auftragen, dabei

die Augenpartie aussparen. Etwa eine Viertelstunde einwirken lassen und dann mit reichlich lauwarmem Wasser abspülen.

Kokos-Bananen-Maske

Zutaten
1 EL Honig
1 EL Kokosöl
½ zerdrückte Banane

Zubereitung
Alle Zutaten miteinander vermischen und aufs Gesicht auftragen. Etwa zehn bis 20 Minuten einwirken lassen und danach mit lauwarmem Wasser abwaschen.
Tipp: Alternativ kann man statt der Banane eine halbe Avocado verwenden. Dann empfiehlt es sich, einen halben Teelöffel Avocadoöl hinzuzufügen. Besonders Feuchtigkeit spendend ist außerdem die Zugabe von ein paar Tropfen Karottensamenöl oder Wildrosenöl.

Peelings für Körper, Gesicht und Hände
Genauso einfach lässt sich ein Körperpeeling herstellen.

Kokos-Körperpeeling

Zutaten
120 g Zucker (weißer oder brauner)
120 ml Kokosöl
5–20 Tropfen ätherisches Duftöl (nach Ihren Vorlieben)

Zubereitung
Alle Zutaten miteinander vermischen und in einem luftdicht verschlossenen Glasgefäß aufbewahren. Zur Verwendung

etwa einen Esslöffel davon nach der Dusche auf der Haut verreiben. Dann gut abspülen. Die Haut fühlt sich nach dieser Behandlung seidenglatt an. Das Peeling hält gut gekühlt etwa zwei Monate.

Kokos-Vanille-Lavendel-Gesichtspeeling

Wer den Duft von Vanille nicht mag, kann den Extrakt weglassen und verwendet nur Lavendelessenz. Das Peeling beruhigt die Haut.

Zutaten
150 g weißer Zucker
75 ml Kokosöl
1 TL Vitamin-E-Öl
½ TL Vanille-Extrakt
15 Tropfen ätherisches Lavendelöl

Zubereitung
Alle Zutaten miteinander vermengen und in ein gut verschließbares Glasgefäß abfüllen. Knapp einen halben Teelöffel nach der Reinigung im Gesicht verteilen, die Haut damit leicht massieren und dann mit reichlich lauwarmem Wasser abspülen. Die Mischung ist etwa zwei Monate haltbar – am besten kühl und dunkel aufbewahren.

Kokos-Zimt-Gesichtspeeling

Zutaten
150 g brauner Zucker
75 ml Kokosöl
½ TL Vitamin-E-Öl
15 Tropfen ätherisches Zimtöl

Zubereitung

Alle Zutaten miteinander vermischen, in ein luftdicht verschließbares Glasgefäß abfüllen. Maximal einen halben Teelöffel nach der üblichen Reinigung im Gesicht verteilen und
die Haut damit leicht massieren. Mit reichlich lauwarmem Wasser sorgfältig abspülen. Das Kokos-Zimt-Peeling ist etwa zwei
Monate haltbar – am besten kühl und dunkel aufbewahren.

Kokos-Zitrus-Handpeeling

Wer Geschirr per Hand und nicht in der Maschine ab-
spült, weiß, dass die Hände dadurch besonders bean-
sprucht werden und oft unangenehm riechen. Ein Zitrus-
Peeling schafft Abhilfe.

Zutaten

150 g weißer Zucker
100 ml Kokosöl
15–20 Tropfen Zitronen- oder Orangenöl

Zubereitung

Alle Zutaten miteinander vermischen und in einem luftdicht
verschließbaren Glasgefäß aufbewahren. Jeweils nach dem
Abspülen einen halben Teelöffel der Mischung entnehmen
und die Hände damit behandeln. Das Peeling hält sich an einem kühlen und dunklen Ort gut zwei Monate.

Gesichtscremes und Hautlotionen

Kokos-Rosen-Creme
ist eine pflegende und vor allem entspannende Hautcreme fürs Gesicht.

Zutaten
120 ml Mandel- oder Olivenöl
60 ml Kokosöl
60 g Bienenwachs
5 Tropfen ätherisches Rosenöl

Zubereitung
Das Kokosöl mit dem Rosenöl mischen. Zusammen mit dem Bienenwachs in ein hitzebeständiges Gefäß geben und langsam im Wasserbad erwärmen, bis das Wachs geschmolzen ist. Gut durchrühren. Noch warm in ein Deckelglas abfüllen – fertig. Zur Aufbewahrung am besten in den Kühlschrank stellen. Die Lotion ist etwa sechs Monate haltbar.

Kakao-Kokos-Körpercreme
Auch diese Creme lässt sich ganz einfach herstellen. Und sie macht die Haut samtweich:

Zutaten
120 g Shea-Butter (auch Karité-Butter genannt)
120 g Kakao-Butter
120 ml Kokosöl
120 ml leichtes naturbelassenes Pflanzenöl (Mandel-, Jojoba-, Olivenöl)
ca. 20 Tropfen ätherisches Duftöl (nach Belieben: Orange, Lavendel, Rose, Bergamotte, Zeder – jedes Aroma, das Sie gerne riechen)

Zubereitung

Alle Zutaten in eine Schüssel im Wasserbad geben und langsam schmelzen lassen. Ständig rühren. Die Masse darf nicht kochen, sondern soll nur homogen werden. Dann in den Kühlschrank stellen, sie sollte aber nicht zu fest werden. Nach etwa einer Stunde mit dem Handrührgerät zehn Minuten lang aufschlagen, bis die Masse schaumig ist. Nochmals für zehn bis 15 Minuten in den Kühlschrank stellen und in verschließbare Deckelgläser abfüllen. Kühl aufbewahren (unter Zimmertemperatur, sonst im Kühlschrank).

Kokos-Aprikosen-(Mandel)-Anti-Aging-Serum

Zutaten

1 EL Aprikosen-Kernöl (alternativ: Mandelöl)
1 EL Kokosöl
5 Tropfen Hagebutten-Kernöl (alternativ: Karottensamenöl)
Einige Tropfen Avocadoöl

Zubereitung

Alle Öle gut miteinander vermischen und in ein luftdicht verschließbares Glasfläschchen (vorzugsweise mit Pipette) abfüllen. Regelmäßig, am besten täglich, einige Tropfen dieses Serums auf der Gesichtshaut verteilen und leicht einmassieren. Über Nacht einwirken lassen.

Anti-Chlor-Lotion

Wer im Sommer viel in öffentliche Schwimmbäder geht, mag möglicherweise den Chlorgeruch auf der Haut nicht. Kokosöl hilft, ihn loszuwerden (bzw. sorgt dafür, dass er sich gar nicht erst auf der Haut »ansetzt«).

Zutaten

120 ml Mandel- oder Olivenöl

60 ml Kokosöl

etwa 60 g Bienenwachs (Pastillen, gibt es in Weiß oder Gelb)

2 EL warmes Wasser

2 TL Vitamin-C-Pulver (aus der Apotheke)

Nach Belieben: 2 EL Kakao- oder Shea-Butter, ätherisches Öl
  (mit einem Duft, den Sie mögen)

Zubereitung

Das Vitamin-C-Pulver in einer Tasse im warmen Wasser auflö-
sen. Die Öle im Wasserbad erwärmen (nach Belieben die Butter darin schmelzen lassen und ein Duftöl zugeben). Alles sehr
gut verrühren. Nach und nach das aufgelöste Vitamin C-Pulver
hinzufügen und gut durchmischen. In eine luftdicht verschließbare Flasche abfüllen und abkühlen lassen. Jeweils vor dem
Schwimmen damit eincremen. Die kurze Dusche, die in vielen
Schwimmbädern vor dem Betreten des Beckens vorgeschrie-
ben ist, entfernt diese Lotion nicht von Ihrer Haut.

Sonnenschutz

Kokosöl bietet aufgrund seiner natürlichen Inhaltsstoffe
einen natürlichen Sonnenschutz: Es hat einen Lichtschutz-
faktor von etwa 4–6. Das ist für einen Sommerurlaub im
Süden oder Winterferien in den Bergen sicher nicht ausreichend, aber für die erste Frühlingssonne ist Ihre Haut genügend geschützt. Wer mehr tun möchte, macht sich eine

Kokos-Sonnenschutzlotion

Zutaten

120 ml Mandel- oder Olivenöl
60 ml Kokosöl
60 g Bienenwachs (Pastillen, gibt es in Weiß und Gelb)
2 EL Zinkoxid (in Pulverform)
nach Belieben und alternativ:
1 TL Vitamin-E-Öl
1 TL ätherisches Karottensamenöl
2 EL Shea-Butter

Zubereitung

Alle Zutaten mit Ausnahme des Zinkoxids im Wasserbad erhitzen und gut miteinander vermengen (am besten mit einem Spatel). Erst wenn alles geschmolzen ist, das Zinkoxid zugeben und gut unterrühren. Die Flüssigkeit in eine gut verschließbare Flasche füllen, abkühlen lassen und kühl und dunkel aufbewahren. Die Kokos-Sonnenschutzlotion hält etwa sechs Monate.

Vorbeugend

Sogar »von innen« können Sie Ihre Haut vor zu viel Sonne schützen: Geben Sie täglich 60 ml Kokosöl (etwa drei Esslöffel) in eine Tasse Kräutertee Ihrer Wahl und trinken Sie diese Mischung. Sie schmeckt nicht nur lecker, sondern schützt wegen der positiven Inhaltsstoffe des Öls auch vor Sonnenschäden. Wer Kaffee mag, mixt sich einen Kokoskaffee: dieselbe Menge Kokosöl, also drei Esslöffel, in den Morgenkaffee geben und kurz mit dem Milchaufschäumer mixen. Schmeckt lecker-exotisch, macht Urlaubslaune und bereitet Ihre Haut bestens auf die Ferien in der Sonne vor.

Nach dem Sonnenbad

Besonders gut geeignet ist das Kokosöl nach dem Sonnenbad. Seine Inhaltsstoffe sorgen dafür, dass sich Ihre Haut sogar nach einem leichten Sonnenbrand schnell wieder regeneriert und erneuert. Außerdem hat das Öl einen leicht kühlenden Effekt. Dazu einfach einen Tee- oder Esslöffel voll Kokosöl auf die entsprechenden Hautstellen verteilen.

Lippen und Zähne

Basisrezept Kokos-Lippenbalsam

Zutaten

1 Teil (z. B. 1 EL) Bienenwachs (Pastillen)
2 Teile (z. B. 2 EL) Shea- oder Kakaobutter
2 Teile (z. B. 2 EL) Kokosöl
20 Tropfen eines ätherischen Duftöls (nach Ihrem Belieben)
eine Plastikpipette zum Einfüllen
leere Lippenstifthüllen

Zubereitung

Alle Zutaten bis auf das Duftöl im Wasserbad vorsichtig erhitzen und gut vermischen. Die Hitzezufuhr abschalten, nun das Duftöl tropfenweise zugeben, wieder alles gut durchmischen. Die Masse in eine Pipette füllen und dann in die Lippenstifthüllen geben. Der Kokosölbalsam zieht sich beim Abkühlen etwas zusammen, deshalb kann man die Hüllen nach etwa fünf Minuten bereits verschließen. Ein paar Stunden gut durchkühlen lassen (am besten im Kühlschrank) und dann an einem kühlen, trockenen Platz aufbewahren. Sie halten sich etwa ein Jahr.

Kokos-Pfefferminz-Lippenbalsam

Zutaten

2 EL Bienenwachs (erhältlich als Pastillen in Gelb oder Weiß)
2 EL Shea-Butter
2 EL Kokosöl
25–30 Tropfen Pfefferminzöl
eine Plastikpipette zum Einfüllen
leere Lippenstifthüllen (die Menge reicht für etwa zehn Lippenstifte)

Zubereitung

Bienenwachs, Shea-Butter und Kokosöl im Wasserbad schmelzen und gut verrühren. Nicht zu heiß werden lassen – die Masse darf nicht kochen. Dann tropfenweise das Duftöl unterrühren: Vorsicht, nicht zu viel nehmen und immer wieder an einer empfindlichen Hautstelle (Ellenbeuge) ausprobieren, ob der Duft Ihnen noch angenehm ist. Man muss rasch arbeiten, denn die Masse erstarrt relativ schnell. Die Mischung in die Plastikpipette und dann in die Lippenstifthüllen geben. Bei Zimmertemperatur abkühlen lassen und dann erst mit der jeweiligen Kappe verschließen.

Tipp: Mit der Menge des Bienenwachses können Sie variieren, je nachdem ob Sie den Lippenbalsam etwas dicker und damit langhaftender oder eher soft mögen.

Kokos-Rizinus-Lipgloss

Zutaten

2 EL Rizinusöl
1 EL Kokosöl
½ TL Bienenwachs (Pastillen, gibt es in Weiß oder Gelb)
½ TL Karnaubawachs

Zubereitung

Alle Zutaten in Wasserbad schmelzen lassen und gut miteinander vermengen. In ein gut verschließbares Glasgefäß abfüllen, abkühlen lassen und kühl und dunkel aufbewahren. Am besten trägt man den Kokos-Rizinus-Lipgloss mit einem Lippenpinsel auf (es geht aber auch mit dem Finger). Das Kokosöl sorgt dafür, dass die Lippen nicht rissig werden.

Kokosöl pur für die Zähne

Einfach jeweils ein paar Tropfen auf die Zahnbürste geben – das hilft, dass Ihre Zähne gesund und weiß bleiben. Am besten machen Sie dies jeweils nach dem morgendlichen und abendlichen Zähneputzen.

Kokos-Zahnpasta

Zutaten

etwa 120 ml Kokosöl

2–3 EL Natron (Natriumhydrogencarbonat, das amerikanische »Baking Soda« – das ist nicht dasselbe wie unser europäisches Backpulver)

½ TL Steviapulver zum Süßen (je nach Geschmack auch mehr – ausprobieren!)

15–20 Tropfen Duftöl (Pfefferminze oder Zimt)

nach Belieben: 10 Tropfen Myrrhe-Extrakt

Zubereitung

Das Kokosöl falls nötig im Wasserbad schmelzen. Alle Zutaten hinzufügen und gut verrühren. Abkühlen lassen und immer wieder durchrühren, damit die homogene Paste erhalten bleibt. In ein gut verschließbares Glasgefäß abfüllen und im Kühlschrank abkühlen lassen. Zur Verwendung die Zahnbürste einfach leicht hineindrücken und die Zähne damit putzen.

Alternativ ein wenig entnehmen und mit einem kleinen Löffel (oder Spatel) auf die Zahnbürste geben.

Ölziehen

Einfach und schnell geht Mundhygiene auch mit dem sogenannten Ölziehen. Gerade Kokosöl eignet sich bestens dafür – und Ihr Zahnfleisch wird dadurch gekräftigt. Auch die Zähne werden es Ihnen danken: Durch Ölziehen gibt es weniger Karies, weniger Belag, die Zahnhälse werden gestärkt. Naturbelassenes Kokosöl ist fürs Ölziehen bestens geeignet.

So wird's gemacht: Einen Esslöffel Kokosöl in den Mund nehmen, und zwar morgens nach dem Aufstehen auf nüchternen Magen (man sollte vor dem Ölziehen nicht einmal Wasser trinken!). Dann das Öl etwa zehn Minuten im Mund hin und her bewegen – durch die Zähne ziehen, hin und her schlürfen, gegen den Gaumen oder die Zunge pressen. Diese Zeit erscheint anfangs recht lang, und das Ganze ist vielleicht auch ein wenig ermüdend. Man kann aber durchaus Pausen einlegen – die Wirkstoffe des Kokosöls verteilen sich so im Mund und entfalten ihre positiven Kräfte. Das Öl sollte man auf gar keinen Fall schlucken, sondern man spuckt es am Ende in ein Papiertaschentuch und entsorgt es im normalen Hausmüll. Es enthält Giftstoffe und Bakterien, die sich in der Mundhöhle und vor allem zwischen den Zähnen angesammelt haben.

Deos

Bestimmte Wirkstoffe im Kokosöl sorgen dafür, dass geruchsbildende Bakterien sich nicht vermehren – ein natürlicher Ersatz fürs (oft mit schädlichen Zutaten wie Aluminium angereicherte) normale Deodorant. Wer na-

turbelassenes Kokosöl verwendet, duftet leicht nach Kokos. Das weckt selbst an grauen Herbst- und Wintertagen
sommerliche Urlaubsgefühle!

Kokos-Deo-Creme

Zutaten
60 ml flüssiges Kokosfett
60 g Natron (das entspricht dem amerikanischen »Baking
   Soda«, das ist Natriumhydrogencarbonat)
60 g Maisstärke
10 Tropfen ätherisches Öl nach Ihrem bevorzugten Duft

Zubereitung
Natron und Maisstärke miteinander vermischen, nach und
nach das flüssige Kokosfett zugeben und alles gut miteinander vermengen. Nun das Duftöl untermischen und die Creme
in ein gut verschließbares Glasgefäß abfüllen. Dunkel und kühl
lagern. Die Kokos-Deo-Creme hält etwa zwei bis drei Monate.

Kokos-Deostick

Zutaten
60 ml Kokosöl (naturbelassen, wenn Sie einen zarten Kokos-
   duft erzielen möchten. Neutral im Aroma, wenn Sie dem
   Deostick Duftöl zusetzen)
40 g Bienenwachs (Pastillen, gibt es in Weiß oder Gelb)
60 g Stärke (Maisstärke oder Pfeilwurzmehl)
20 g Natron (das entspricht dem amerikanischen »Baking
   Soda«, das ist Natriumhydrogencarbonat)
10 Tropfen ätherisches Öl (gut geeignet sind beispielsweise
   Limette, Zitrone, Orange, Salbei, aber auch jedes andere
   nach Ihrem Belieben)

2 Tropfen Teebaumöl

Hülse von einem Deostick (gebraucht und gereinigt oder neu)

Zubereitung

Im Wasserbad Bienenwachs und Kokosöl erhitzen, bis sie geschmolzen sind und sich gut miteinander vermengen lassen. Etwa fünf Minuten abkühlen lassen, dann alle anderen Zutaten unterrühren. Kurz bevor die Masse fest wird, füllt man sie in die Hülse des Deosticks. Komplett abkühlen lassen und dann verschließen.

Hinweis: Bei Verwendung einer recycelten Hülle muss man den Boden mit Folie oder Pergamentpapier (genau zuschneiden) abdichten. Andernfalls tropft die noch warme Masse unten heraus.

Tipp: Wer vegan lebt, verwendet Karnauba- oder Candelillawachs.

Kokos-Heilerde-Deo-Stick

Zutaten

2 EL Kokosöl

1 EL Shea-Butter

1 EL Kakaobutter

4 EL Natron

1 EL Heilerde

5–10 Tropfen Duftöl (gut geeignet sind Salbei, Rosmarin, Lavendel, Zitrusdüfte, Rose)

Hülse von einem Deostick (gebraucht und gereinigt oder neu) oder ein paar kleine Pralinenformen

Zubereitung

Kokosöl, Shea-Butter und Kakaobutter im Wasserbad schmelzen und miteinander verrühren. Kurz abkühlen lassen, dann die trockenen Zutaten untermischen. Es soll eine Creme entstehen. Zum Schluss Duftöl dazugeben und die Masse in die Hülse (Vorsicht: bei einer recycelten Hülse den Boden mit Klarsichtfolie oder Backpapier abdichten) oder in die Pralinenformen füllen. Im Kühlschrank fest werden lassen (mindestens drei bis vier Stunden).

Tipp: Die Creme in Pralinenförmchen ist praktisch, denn man kann in einem Arbeitsgang gleich mehrere Duftvarianten herstellen. Dazu die Masse einfach teilen, jeweils das entsprechende Aroma dazugeben und dann in einzelne Förmchen füllen.

Haar

Es ist nicht verwunderlich, dass Kokos nicht nur unserer Haut, sondern auch unserem Haar Gutes tun kann. Hier gilt dasselbe wie bei der Hautpflege: Die oft teuren Produkte in den Kosmetikabteilungen versprechen viel, halten aber manchmal wenig. Dazu kommt, dass in Spezialshampoos viele Inhaltsstoffe enthalten sind, die Allergien auslösen können oder sogar gesundheitsschädlich sind. Naturbelassenes Kokosöl hingegen ist bei vielen Völkern Asiens ein seit Jahrhunderten bewährtes Pflegemittel fürs Haar. Es hat ja nicht nur den »öligen« Charakter, sondern spendet auch Feuchtigkeit. Andere Inhaltsstoffe, wie Vitamine und Mineralien, stärken das Haar von innen heraus und sorgen dafür, dass Schäden repariert werden bzw. die Haarstruktur sogar neu aufgebaut wird. Wer zudem die Kopfhaut mit Kokosöl massiert, stimuliert das Haarwachstum, und es kommt zu weniger Haarausfall. Mittlerweile wird dies von zahlreichen wissenschaftlichen Studien untermauert.

Kokosöl pur bei Haarproblemen

- *Bei Haarausfall* sollten Sie mehrmals wöchentlich etwa einen knappen Esslöffel Kokosöl vor der Haarwäsche in die Kopfhaut einmassieren. Etwa zehn Minuten einwirken lassen, dann mit einem milden Shampoo die Haare auswaschen.

- *Stumpfes und glanzloses Haar* wird durch Kokosöl wieder gesund und glänzend. Gönnen Sie Ihrem Haar eine Kur mit reinem, naturbelassenem Kokosöl: einfach das Öl auf die Handflächen geben und ins Haar einmassieren. Unter einem angewärmten Handtuch etwa eine Stunde (oder sogar über Nacht) einwirken lassen und mit einem milden Shampoo auswaschen.

- *Spliss* (gespaltene Haarspitzen) bekämpft man ebenfalls mit einer Kokosölpackung. Massieren Sie das Kokosöl in die Spitzen ein und lassen Sie es ein paar Stunden (oder über Nacht) einwirken. Danach die Haare mit einem milden Shampoo waschen.

- *Bei Schuppen* hilft es, die Kopfhaut mehrmals wöchentlich mit etwas Kokosöl zu behandeln. Tauchen Sie Ihre Fingerspitzen in Öl und massieren Sie es einige Minuten ein. Über Nacht einwirken lassen und am nächsten Morgen das Haar wie gewohnt waschen. Schon nach wenigen Behandlungen zeigt sich der Erfolg, und die Schuppen sind verschwunden.

- *Strapaziertes Haar:* Im Sommer wird unser Haar durch zu viel Sonne, Wind, Chlor und Salzwasser angegriffen. Im Winter ist es die trockene Heizungsluft, die Schäden verursacht. Auch zu heißes Föhnen, Lockenstab oder Glätteisen, ständiges Färben, Tönen oder gar Bleichen verleihen dem Haar eine oft unansehnliche Textur. Eine Kokosölkur wie oben beschrieben, etwa einmal im Monat angewendet (bei Bedarf auch öfter), wirkt wahre Wunder. Nicht nur dass das Haar wieder gesund und glänzend wird, auch die Kopfhaut wird gestärkt, die Haarwurzeln werden gekräftigt und der Haarwuchs stimuliert.

- *Allzu krauses Haar oder widerspenstige Locken* sollte

man nicht mit künstlichen Produkten glätten, sondern mit Kokosöl: Der Effekt ist derselbe, die Pflegewirkung eine ungleich höhere.

Shampoo
Sogar Haarwaschmittel lassen sich mit Kokosöl ganz leicht selbst herstellen.

Kokos-Apfelessig-Shampoo

Zutaten
3 EL Kernseife, in Flocken oder gerieben
8 EL heißes Wasser
1 EL Apfelessig
1 TL Kokosöl

Zubereitung
Alle Zutaten vermischen und im Wasserbad langsam erhitzen. Gründlich miteinander verrühren und in eine gut verschließbare Flasche umfüllen. Pro Anwendung nimmt man etwa einen Teelöffel des Kokos-Apfelessig-Shampoos und verteilt ihn auf den nassen Haaren. Mit den Fingerspitzen einmassieren, kurz einwirken lassen und dann gründlich auswaschen. Das Shampoo ist etwa acht Wochen haltbar.
Statt Apfelessig kann man auch Rosen- oder Lavendelessig verwenden. So stellt man ihn her:

Rosenessig

Zutaten
20 g getrocknete Rosenblüten oder Rosenknospen (alternativ dieselbe Menge Lavendelblüten)
1 Liter Weißweinessig

Zubereitung

Die Rosenblüten oder -knospen (alternativ: Lavendel) in eine gut verschließbare Flasche geben, Essig darübergießen und das Ganze mindestens zwei Wochen an einem dunklen, aber warmen Ort ziehen lassen. Täglich schütteln oder umrühren. Danach durch ein sehr feines Haarsieb oder ein Mulltuch abseihen und in Flaschen umfüllen.

Kokos-Ei-Shampoo für trockenes Haar

Zutaten

2 Handvoll Seifenkraut
300 ml Wasser
2 EL Kokosöl
1 Eigelb

Zubereitung

Das Seifenkraut ins kalte Wasser geben, dann zehn Minuten kochen lassen. Weitere zehn Minuten ziehen lassen, abseihen. Das Kokosöl im Wasserbad erwärmen und mit dem Eigelb gut durchrühren. Zum Seifenkrautaufguss geben und nochmals alles durchrühren. Erkalten lassen und in eine Flasche umfüllen. Zur Anwendung trägt man etwa einen halben Esslöffel Kokos-Ei-Shampoo aufs nasse Haar auf. Gut einmassieren und ein paar Minuten einwirken lassen. Danach mit reichlich lauwarmem Wasser ausspülen. Das Shampoo sollte am besten im Kühlschrank gelagert werden und ist einige Wochen haltbar.

Kokos-Ei-Zitronen-Shampoo

Zutaten (für eine Anwendung)
1 ganzes Ei
1 Eigelb
1 TL Kokosöl
1 TL Honig
Saft von ½ Zitrone

Zubereitung
Ei und Eigelb gründlich verquirlen. Kokosöl und Honig zufügen und alles sehr gut durchrühren. Zum Schluss den Zitronensaft einrühren. Zur Anwendung verteilen Sie die gesamte Menge im Haar, massieren es gründlich ein und lassen es etwa fünf Minuten einwirken. Mit reichlich warmem Wasser ausspülen und das Haar wie gewohnt trocknen und frisieren.

Spülungen und Conditioner

Kokosöl pur als Spülung
Im Gegensatz zu herkömmlichen Haarspülungen wird die Kokosölspülung vor dem Haarewaschen angewandt. In Haar und Kopfhaut etwa einen halben Esslöffel Kokosöl einmassieren und ein paar Minuten einwirken lassen. Wenn Sie danach die Haare ganz normal mit einem milden, pH-neutralen, silikonfreien Shampoo waschen, werden Sie staunen, wie weich und glänzend sie werden und wie gut sie sich frisieren und stylen lassen. Achten Sie nur darauf, dass das Kokosöl gut flüssig ist. Wenn nötig, erwärmen Sie es im Wasserbad.

Kokos-Honig-Conditioner

Zutaten
2 EL Kokosöl
2 L Honig

Zubereitung
Kokosöl mit Honig vermischen und in die Haarspitzen einmassieren. Die Mischung bleibt im Haar.

Packungen und Haarkuren

Kokosöl pur

Wer seinen Haaren etwas Gutes tun will, behandelt sie regelmäßig mit Kokosöl. Dann allerdings ist es wichtig, dass Ihr Haar bereits gewaschen ist. Am besten verwenden Sie ein neutrales, mildes, silikonfreies Shampoo. Achten Sie darauf, dass keinerlei Shampooreste im Haar verbleiben – deshalb mehrmals, am besten ein paar Minuten lang, ausspülen. Drücken Sie das überschüssige Wasser gründlich mit einem Handtuch heraus, kämmen Sie Ihr Haar vorsichtig durch und verteilen Sie etwa einen Esslöffel Kokosöl darin (je nach Haarlänge mehr oder weniger). Massieren Sie auch etwas Öl in die Kopfhaut. Unter einem warmen Handtuch entwickeln die Inhaltsstoffe des Kokosöls ihre Wirkung am besten. Lassen Sie alles etwa eine Dreiviertelstunde einwirken (wenn Sie mögen, auch über Nacht). Anschließend mit einem milden, silikonfreien Shampoo Haare waschen und wie üblich trocknen und frisieren.

Die folgenden Haarkuren sind für kurzes bis mittellanges Haar gedacht. Wenn Sie sehr lange Haare haben, brauchen Sie möglicherweise eine größere Menge der Zutaten. Das müssen Sie einfach ausprobieren.

Kokos-Sahne-Haarkur

Zutaten (für eine Anwendung)
100 ml Sahne (alternativ: Quark oder Vollfett-Milch)
Saft von ½ Zitrone
50 ml Kokosöl

Zubereitung
Das Kokosöl im Wasserbad auf etwa 25° C erhitzen. Zitronensaft und Sahne hinzufügen und mit dem Handmixer gut aufschlagen, bis eine cremige Masse entstanden ist. Die Kokos-Sahne-Kur wird dann ins gewaschene, handtuchtrockene Haar einmassiert. Zur besseren Wirkung wickeln Sie zunächst Küchenfolie (keine Alufolie!) und danach ein angewärmtes Handtuch um den Kopf. Etwa eine halbe Stunde einwirken lassen und dann mit lauwarmem Wasser gründlich ausspülen.

Kokos-Honig-Ei-Haarkur

Zutaten (für eine Anwendung)
4 EL Kokosöl
1 Eigelb
2 EL Honig

Zubereitung
Das Kokosöl im Wasserbad auf etwa 25° C erwärmen. Den Honig unterrühren, am Schluss das Eigelb dazugeben. Alles gut vermengen, bis eine homogene Masse entsteht. Die Kokos-Honig-Ei-Kur aufs trockene oder feuchte Haar auftragen. Zur besseren Wirkung wickeln Sie zunächst Küchenfolie (kei-

ne Alufolie!) und danach ein angewärmtes Handtuch um den Kopf. Etwa eine Stunde einwirken lassen, dann mit lauwarmem Wasser gründlich ausspülen. Das Haar dann mit einem milden Shampoo waschen.

Kokos-Bananen-Mango-Haarkur

Zutaten (für eine Anwendung)
½ Banane
½ Mango
2 EL Kokosöl
1 EL Zitronensaft

Zubereitung
Das Fruchtfleisch von Mango und Banane im Mixer sehr fein pürieren. Eigelb und Zitronensaft zugeben. Das Kokosöl im Wasserbad auf etwa 25° bis 30° C erwärmen. Das warme Öl ebenfalls in den Mixer geben und alles so lange verquirlen, bis eine homogene Masse entstanden ist. Die Kokos-Bananen-Mango-Haarkur aufs Haar auftragen. Zur besseren Wirkung erst Küchenfolie (keine Alufolie!) und danach ein angewärmtes Handtuch um den Kopf wickeln. Etwa eine Stunde einwirken lassen, dann mit lauwarmem Wasser gründlich ausspülen. Das Haar dann mit einem milden Shampoo waschen.

Kokos-Oliven-Mandel-Maske für strapaziertes Haar

Zutaten (für eine Anwendung)
Je 2 EL Kokosöl, Olivenöl und Mandelöl
einige Tropfen Vitamin E

Zubereitung

Alle Ölsorten im Wasserbad leicht erwärmen und gut vermengen. Vitamin E zugeben. Die Mischung mit einem Färbepinsel aufs gewaschene Haarauftragen. Unter einem warmen Handtuch mindestens eine Stunde, besser über Nacht, einwirken lassen. Danach das Haar mit einem milden Shampoo waschen.

Extratipps

Babyhaut

Kokos-Ringelblumen-Kamillen-Salbe

Für den wunden Po von Babys – insbesondere bei Verwendung von Stoffwindeln – hilft die Kokosölsalbe. Achtung: nicht geeignet, wenn eine Allergie gegen Korbblütler vorliegt!

Zutaten

120 ml Kokosöl
je 1 EL Ringelblumen- und Kamillenblüten
60 g Shea-Butter
Evtl. 1 TL Pfeilwurzmehl zum Andicken

Zubereitung

Kokosöl im Wasserbad erwärmen (es sollte gut warm sein, aber keinesfalls kochen). Die Ringelblumen und Kamillenblüten zufügen und das Ganze etwa eine Stunde lang bei weiterer Hitzezufuhr ziehen lassen. Das Kokosöl sollte die gelbe Blütenfarbe annehmen und nach Ringelblume/Kamille duften. Die Blütenköpfe herausnehmen, dabei darauf achten, dass möglichst wenig Öl an ihnen haften bleibt. Danach das Öl durch ein sehr feines Sieb (oder ein Mulltuch) abseihen. Es sollten keinerlei sichtbare Pflanzenreste darin verbleiben. Das Blütenöl mit der weichen Shea-Butter vermischen (mit einer Gabel oder einem kleinen Mixer). Es sollte eine relativ dicke Paste entstehen. Zum Andicken kann man etwas Pfeilwurzmehl zugeben. Das Ganze in ein verschließbares Deckelglas füllen und bei Bedarf verwenden.

Tipp: Diese Salbe hilft auch der jungen Mutter gegen Infektionen nach der Geburt und einem Dammschnitt.

Kokos-Ringelblumen-Kamillen-Öl

hilft auch ohne die Zugabe von Shea-Butter. Wenn Sie es schnell benötigen, setzen Sie es genauso an wie bei der Kokossalbe. Sie geben allerdings keine Shea-Butter und kein Pfeilwurzmehl zu, sondern füllen das Öl nach dem Erhitzen und Abseihen sofort in eine kleine Flasche um. Konzentrierter wird es, wenn Sie die Blütenköpfe in eine gut verschließbare Flasche geben und das pure Kokosöl darübergießen, bis alles gut bedeckt ist. An einem kühlen, dunklen Platz für etwa sechs bis acht Wochen aufbewahren, dann ebenfalls durch ein feines Haarsieb (oder ein Mulltuch) abseihen. Diese Mischung wirkt bestens bei Hautirritationen oder sogar Ekzemen und beruhigt das Baby. Auch hier gilt: nicht anwenden bei einer Überempfindlichkeit gegen Korbblütler!

Nach der Rasur/dem Waxing

Nicht nur für Männer interessant: Nach dem Rasieren ist die Haut oft gereizt und gestresst. Ein paar Tropfen Kokosöl wirken kühlend und beruhigend. Hautrötungen werden gemildert. Dasselbe gilt fürs Waxing: Auch hier wirken ein paar Tropfen Kokosöl Wunder.

Kokos-Rasierschaum

Zutaten

80 g Shea-Butter

80 ml Kokosöl

50 ml Mandelöl

5–10 Tropfen Rosmarinöl

2–5 Tropfen Pfefferminzöl

Zubereitung

Shea-Butter im Wasserbad schmelzen, Kokos- und Mandelöl zugeben und alles leicht erwärmen. Gut vermischen, dann
die Duftöle hinzufügen. Nochmals gut verrühren und für etwa
eine halbe Stunde in den Kühlschrank stellen. Im Handmixer
oder mit dem Rührstab zu einer schaumigen Masse schlagen.
Danach in ein gut verschließbares Glasgefäß umfüllen. Dunkel
und kühl aufbewahren (nicht unbedingt im Kühlschrank). Der
Kokos-Rasierschaum hält sich etwa eine Woche.

Gegen Ekzeme

Kokos-Lavendel-Salbe

Zutaten

120 ml Kokosöl

15–20 Tropfen Lavendelöl

15–20 Tropfen ätherisches Melrose-Öl

Zubereitung

Die Öle vermischen und mit dem Hand- oder Stabmixer bei
höchster Stufe so lange schlagen, bis eine cremige Masse entsteht. In ein luftdicht verschließbares Glasgefäß abfüllen, kühl
und trocken lagern. Auf die betroffenen Hautstellen auftragen.

Wimpernpflege

Oft sind unsere Wimpern brüchig oder fallen aus. Wer regelmäßig Kokosöl anwendet, kann sich über lange und ausdrucksvolle Wimpern freuen. Ein oder zwei Tropfen Kokosöl zwischen Daumen und Zeigefinger verreiben und die Wimpern damit vorsichtig massieren. So werden sie mit den wertvollen Inhaltsstoffen des Kokosöls versorgt, wachsen besser und sehen schöner aus.

7. In der Küche

Vielleicht kennen Sie noch aus der Küche Ihrer Mutter oder gar Großmutter ein Stück festes Fett, eingeschlagen in eine Art Pergamentpapier. Es sah fast aus wie eine besonders dicke Schokoladentafel; man konnte einzelne Rippen oder Stückchen leicht abbrechen. Das ist »Palmin«, das man früher gerne zum Braten verwendete und das fast in jeder Küche zu finden war. Es ist nichts anderes als gehärtetes Kokosöl. Palmin gibt es heute noch, und es ist sicher gesünder als so manches tierische Fett. Allerdings hat es nicht sehr viel mit dem feinen, aus biologischem Anbau stammenden Kokosnussöl zu tun, um das es in diesem Buch geht.

»Cocosbutter« ist nicht gleich Kokosfett

Bis in die 80er-Jahre des 19. Jahrhunderts kannte man in deutschen Küchen fast ausschließlich tierische Fette: Gänse- und Schweineschmalz, Rindertalg und natürlich Butter. Was im Mittelmeerraum seit Jahrtausenden gang und gäbe war, nämlich die Verwendung von pflanzlichem Olivenöl zum Kochen, Backen und Braten, gab es bei uns praktisch nicht. Erst 1887 wurde die »Mannheimer Cocosbutter« auf den Markt gebracht. Dr. Heinrich Schlinck (1840–1909) entwickelte damals ein Verfahren, mit dem man Kokosfett aus gepresster und getrockneter Kopra, also aus den Fasern des Fruchtfleischs der Kokosnuss, bei bestimmten Temperaturen so aufbereiten konnte, dass es in Form gegossen werden konnte, schnell fest wurde und bestens als Brat- und Backfett geeignet und verwendbar war. Dieses Produkt war für jeden erschwinglich, im Gegenteil zu Fetten tierischer Herkunft. Weil die bewährte »Cocosbutter« gehärtete Fette enthielt, wurde sie auch bei Zimmertemperatur nicht weich. Der spätere Name »Palmin« (seit 1892) war ein deutlicher Hinweis für den Verbraucher, dass dieses Fett aus Palmenöl hergestellt wurde. Seit über 100 Jahren kennt und schätzt also die deutsche Hausfrau die Verwendung von Kokosfett: als Ersatz für Butter und andere Tierfette beim Braten, Backen und Frittieren. Selbst als gesunder Brotaufstrich wurde Palmin vermarktet. Seit 1970 gibt es außerdem eine streichfähige »Softvariante« dieses Produkts; sie enthält allerdings kein reines Kokosfett, sondern einen Zusatz von Sonnenblumen- und Palmöl.

Kokosöl oder Kokosfett?

Es hängt von der Temperatur ab, ob man von Kokosöl oder Kokosfett spricht. Wir unterscheiden nach seinem Aggregatszustand. Unter einer Temperatur von etwa 24° C ist das Kokosfett noch fest, darüber schmilzt es (siehe auch Schmelzpunkt). Nun ist es in Mitteleuropa selten so heiß, dass wir es mit flüssigem Kokosöl zu tun haben. Meist also wird das Fett der Kokosnuss eher cremig und weiß sein. In südlichen Ländern dagegen ist es meist in flüssigem Zustand zu finden.

Kleiner Tipp: Wer Kokosfett in flüssigem Zustand benötigt, etwa für Backrezepte wie »Kalter Hund«, nimmt es nicht direkt aus dem Kühlschrank, sondern stellt es kurz ins Wasserbad. Naturbelassenes Kokosöl sollte man eigentlich besser nicht im Kühlschrank aufbewahren: Durch den Temperaturunterschied zwischen Kühlung und warmer Küche bildet sich möglicherweise Kondenswasser, und es kann zu Schimmelpilzbefall kommen.

Kokosöl hat viele Vorteile

Nicht nur, weil es gesünder ist als die meisten tierischen Fette und auch etliche pflanzliche Öle, sondern auch, weil die Handhabung in der Küche so einfach ist: Kokosfett kann in den meisten Rezepten das »normale« Fett ersetzen – ganz gleich, ob Sie klassisch kochen oder modern, ob vegetarisch oder vegan, ob indisch oder asiatisch. Selbst für spezielle Ernährungsweisen wie etwa die Paleo-Küche ist Kokosöl geeignet (und »erlaubt«, denn naturbelassenes Kokosöl ist nicht industriell behandelt).

Schmelz- und Rauchpunkt

Bei Zimmertemperatur wird Kokosfett flüssig – optimal zum Arbeiten in der Küche. Andere Fette hingegen, vor allem tierische, schmelzen erst bei weit höheren Temperaturen. Unter Schmelztemperatur versteht man den Bereich, bei dem ein festes Fett (Butter, Schmalz, Talg) durch Erwärmung nach und nach flüssig wird. Das ist nicht bei einer stets exakten Temperatur der Fall, sondern umfasst je nach Standort und Raumtemperatur einen Bereich von mehreren Graden:

- Butter etwa schmilzt bei 28° bis 35° C
- Schweineschmalz bei 28° bis 40° C
- Margarine bei 25° bis 35° C
- Rindertalg und Speck bei 40° bis 50° C
- Olivenöl bei 0° bis 5° C
- Rapsöl bei 0° bis 2° C
- Distelöl bei -10° bis 0° C
- Kokosfett bei 18° bis 23° C.

Dieser relativ frühe Schmelzpunkt von Kokosfett erzeugt beim Genuss etwa von Schokolade einen gewissen »Kühleffekt«: Das merkt man in der heimischen Küche, wenn man beim Backen beispielsweise Kuvertüre benutzt. Oder wenn man als süßes Leckermaul auf Eiskonfekt steht und sich schon immer fragte, wieso diese Schokoladenspezialität im Mund so kühl ist. Jetzt kennen Sie das Geheimnis: Der Anteil an Kokosfett macht's aus! Weil der Schmelzpunkt unter unserer Körpertemperatur liegt, empfinden wir Eiskonfekt als kühlen Genuss.

Gibt man Fett oder Öl in eine Pfanne und erhitzt es, gibt es eine bestimmte Temperatur, bei der Fett oder Öl zu rauchen beginnen: den sogenannten Rauchpunkt. Ab diesem Punkt beginnt die Zersetzung. Man geht außerdem davon aus, dass die verbrannten Überreste gesundheitsschädlich sind. Darüber hinaus verändern sich Aussehen und Geschmack: Sie werden nicht nur unansehnlich braun, sondern auch bitter. Bestimmte Fette und Öle sollte man deshalb besser nicht zum Braten verwenden – etwa kalt gepresstes Raps-, Distel oder Walnussöl. Solche Öle sind jedoch bestens geeignet für die Zubereitung von Salaten. Raffinierte – also industriell behandelte – Öle dagegen haben meist einen Rauchpunkt von mehr als 200° C. Gut zu beobachten ist dies bei Sonnenblumenöl: Bei naturbelassenem (also kalt gepresstem) Sonnenblumenöl liegt der Rauchpunkt bei etwa 107° C, raffiniertes (also heiß gepresstes) Sonnenblumenöl raucht dagegen erst bei etwa 210° C. Deswegen werden raffinierte Pflanzenöle so oft zum Frittieren verwendet.

- Butter hat einen Rauchpunkt ab etwa 175° C
- Schweineschmalz ab etwa 150° C
- Rapsöl ab etwa 160° C
- Olivenöl ab etwa 170° C

- Distelöl ab etwa 150° C
- Palmkernfett ab etwa 220° C
- Rapsöl (unraffiniert) ab etwa 130° bis 190° C
- Rapsöl (raffiniert) ab etwa 210° C
- Erdnussöl (unraffiniert) etwa 170° C
- Erdnussöl (raffiniert) ab etwa 230° C
- Sojaöl ab etwa 210° C.

Der Rauchpunkt von unraffiniertem Kokosöl ist relativ hoch: Er liegt bei etwa 200° C; das bedeutet, man kann es gut erhitzen. Wer es zum Anbraten von Fleisch verwendet, kann sicher sein, dass das Bratenstück saftig bleibt, denn die Fleischporen schließen sich bei hoher Fetttemperatur sofort. Bei Butter ist das anders und in dieser Form unmöglich: Sie hat einen relativ niedrigen Rauchpunkt von 175° C, also bei »nur« mittlerer Temperatur. Deshalb sind Gemüse oder Pilze, die Sie in Butter braten, stets noch mit einem feinen Buttergeschmack versehen. Dieses Aroma ist beim Kochen solcher Nahrungsmittel ja auch erwünscht. Nicht immer jedoch möchte man einen »Nebengeschmack« (etwa von Butter oder kalt gepresstem »nativem« Olivenöl), sondern man möchte eher den Eigengeschmack der einzelnen Nahrungsmittel behalten oder sogar »herausholen«.

Der Geschmack
Reines Kokosfett oder -öl ist nicht geschmacksneutral, es hat eher ein dezent-exotisches Aroma. Auch Kokosöl aus biologischem Anbau wird manchmal speziell behandelt (mit Wasserdampf desodoriert), damit sich Geschmacks- und Geruchsstoffe verflüchtigen.
Ob geschmacksneutral oder leicht exotisch: In der Küche ist Kokosfett universell einsetzbar. Es schmeckt in den klassischen deutschen Rezepten ebenso wie in der

vegetarischen, veganen oder Paleo-Küche und natürlich ganz besonders in der asiatischen Küche. Das können Sie selbst ausprobieren: Im Rezeptteil finden Sie aus allen Bereichen entsprechende Gerichte. Wer allerdings auf naturbelassenes Öl Wert legt, sollte zu »Virgin Coconut Oil« greifen. Hier ist sichergestellt, dass das Öl nur aus frischen, reifen Kokosnüssen gewonnen wird und dass es nicht durch Hitze, Lösungsmittel, Bleichmethoden oder Wasserdampfdesodorierung verändert wurde. Solches Kokosfett kann man sogar pur genießen: Träufeln Sie ein paar Tropfen auf frisch gebackenes Brot, geben Sie einen Esslöffel davon in Joghurt oder ins morgendliche Müsli. Sie werden sehen, das Geschmackserlebnis lohnt sich. Eine besondere Leckerei ist Kokos-Kaffee: Geben Sie ein oder zwei Esslöffel bestes Kokosöl in den Morgenkaffee und schäumen Sie das Ganze auf: eine aromatische Kaffeespezialität, die an Urlaub unter Palmen erinnert …

Klassische oder moderne Küche?

Wie schon erwähnt: Kokosfett ist seit fast 130 Jahren in der deutschen Küche bekannt und beliebt. Klar also, dass die meisten unserer Rezepte damit zubereitet wurden. Ob braten, backen oder frittieren – für unsere Mütter und Großmütter war Kokosfett – allerdings nicht unbedingt das heutige feine biologisch hergestellte – die Basis vieler Gerichte. In der asiatischen Küche gehört es ebenfalls zu den Standardzutaten: In Indonesien, Indien oder anderen Ländern Asiens wird viel mit Kokosöl gekocht. In unserer westlichen modernen Küche hat man Kokosöl erst seit ein paar Jahren entdeckt. Seitdem aber hat es einen ungeahnten Aufschwung erlebt.

Vegetarisch kochen

Unter vegetarischer Küche versteht man eine Ernährungsweise, die bewusst auf tierische Lebensmittel verzichtet. In der heutigen Form ist der »Vegetarismus« in
Großbritannien im 19. Jahrhundert entstanden, selbst
wenn es den Verzicht auf fleischliche Kost überall auf der
Welt schon seit Langem gibt. Viele Religionen schreiben
zu bestimmten Zeiten des Jahres den Verzicht auf Fleisch
vor: In der katholischen Kirche beispielsweise war in der
Fastenzeit und an bestimmten kirchlichen Feiertagen
striktes Fleischverbot üblich. Fisch dagegen war erlaubt.
Nicht nur in unseren westlichen Religionen kennt man
vegetarische Ernährungsregeln. Auch in Asien (etwa im
Buddhismus) ist es weit verbreitet, permanent oder nur
zu bestimmten Zeiten auf Fleisch zu verzichten.

Vegetarisch oder vegan: Was heißt das eigentlich?

Einige Vegetarierorganisationen geben an, das Wort würde sich direkt auf das Lateinische *vegetus* beziehen, was
so viel wie »lebhaft«, »munter« oder »rüstig« heißt, und
vegetabilis bedeutet »belebend«. Der Ursprung beider
Wörter geht auf das lateinische Wort *vegetare* zurück,
das sich am besten mit »beleben« übersetzen lässt. Unser
moderner (deutscher) Begriff »Vegetarier« leitet sich hingegen vom englischen Kunstwort *vegetarianism* ab, dem
wiederum englische Begriffe zugrunde liegen: »Pflanzen-
welt« heißt *vegetation,* und unter *vegetable* versteht man
»pflanzlich« oder »Gemüse«.

Der Ausdruck »vegan« ist ebenfalls eine englische Er-
findung. Er geht auf Donald Watson zurück, der im Jahr
1944 eine Gesellschaft gründete, die sich von der ur-
sprünglichen Vegetarian Society abspaltete. In der Vegan Society legte man Wert darauf, lediglich pflanzliche

Nahrungsmittel zu essen. Watson wollte den etwas umständlichen Begriff *total vegetarian* (etwa »gänzlich Vegetarier«) ersetzen und entwickelte das Kunstwort »vegan« aus den ersten drei und den letzten beiden Buchstaben von *vegetarian* (Quelle: Joanne Stepaniak, *The Vegan Sourcebook*, McGraw-Hill, New York 2000).

Seit 1962 steht der Ausdruck »vegan« im Oxford Dictionary und beschreibt damit jemanden, der »sich vegetarisch ernährt und auch keine Butter, keinen Käse und keine Milch zu sich nimmt«. Seit 1995 wurde die Definition erweitert: Ein Veganer ist demnach »eine Person, die keine tierischen Produkte isst oder verwendet«. Im Deutschen ist diese Definition übernommen worden. .

Unterschiede in der vegetarischen Ernährung

Man kennt heute unterschiedliche Arten der vegetarischen Ernährung, je nachdem, ob man nur auf Fleisch und Fleischprodukte verzichtet, aber beispielsweise Fisch, Eier, Milch und Milchprodukte zum Speisezettel zählt. Hier eine kleine Aufstellung über die einzelnen Gruppierungen innerhalb der vegetarischen Ernährung (allerdings gibt es kein strenges Regelwerk, selbst wenn mancher Anhänger einer bestimmten Ernährungsweise seine Überzeugung vehement vertritt):

- *Vegetarier* verzichten auf Fleisch und Fleischprodukte (Wurst oder Schinken) sowie Fisch und Meeresfrüchte. Milch, Eier, Honig sowie aus diesen Naturprodukten hergestellte Lebensmittel (Käse, Quark, Omelette usw.) sind erlaubt.

- *Pescetarier* (auch: piskovegetabile Ernährung) verzehren kein Fleisch (oder Fleischprodukte), es sind jedoch Fisch, Eier und Tiermilch sowie Honig erlaubt. Krebse und Meeresfrüchte sowie Weichtiere gehören nicht unbedingt bei allen Pescetariern auf den Speiseplan, sind jedoch auch nicht ausdrücklich verboten.

- Jemand, der sich *ovo-lakto-vegetarisch* ernährt, verzichtet auf Fleisch und Fisch. Milch und Michprodukte, Eier und Honig jedoch dürfen verzehrt werden.

- *Lakto-Vegetarier* dagegen meiden Fleisch, Fisch und Eier. Honig sowie Milch und Milchprodukte stehen auf der »Erlaubt-Liste«.

- *Ovo-Vegetarier* essen weder Fleisch noch Fisch, außerdem nehmen sie keine Milch und keine Milchprodukte zu sich. Eier allerdings gehören zum Speiseplan.

- *Veganer* essen überhaupt keine Lebensmittel, die vom Tier stammen. Dazu gehören auch Zusatzstoffe wie etwa Gelatine (die beispielsweise für die Klärung beim Prozess der Weinherstellung verwendet wird. Es gibt mittlerweile bereits Weinproduzenten, die mit Ersatzprodukten für Gelatine arbeiten). Strikte Veganer benutzen auch im Alltagsleben keinerlei Produkte vom Tier (beispielsweise auch kein Leder).

- *Frutarier* (auch: Fructaner, Fruganer oder Frugivoren) sind noch konsequenter als Veganer: Sie ernähren sich nur von pflanzlichen Produkten, bei deren Gewinnung oder Herstellung die Pflanze nicht geschädigt wird. Überwiegend essen sie also Fallobst, Nüsse und Samen. Manche Frutarier lassen Honig als Nahrungsmittel zu.

- *Rohköstler* gehören meist zur Gruppe der Veganer. Prinzipiell sind bei der Rohkost alle Arten von Lebensmitteln zugelassen, solange sie bei der Zubereitung oder Verarbeitung nicht über 40° C erhitzt wurden. Trockenfisch oder -fleisch ist also im Grunde genauso erlaubt wie kalt gepresste Öle, roher Fisch (»Sashimi«, Matjes), rohes Fleisch (»Tatar«, Carpaccio) oder kalt ge-

räucherte Fleischprodukte. Außerdem essen Rohköstler auch essig- und milchsauer eingelegtes Gemüse
und Obst.

- *Flexitarier* (auch: Teilvegetarier, Halbvegetarier oder
  gemäßigte Vegetarier) sind im Grunde gar keine ech-
  ten Vegetarier. Bei ihnen kommt durchaus hin und wieder ein Stück Fleisch oder Fisch auf den Tisch. Flexitari-
  ern geht es eher um gesunde Ernährung, weniger um
  den Erhalt tierischen Lebens.

- Der Vollständigkeit halber seien hier auch die sogenannten *Pudding-Vegetarier* aufgeführt: Sie verzichten zwar auf Fleisch und Fisch, achten jedoch bei ihrer
  Ernährung nicht auf gesunde Nahrungsmittel. Sie essen besonders häufig Süßigkeiten (Pudding) oder Fer-
  tigprodukte (Tiefkühlgerichte, Konserven oder Ähn-
  liches). Damit orientieren sie sich zwar einerseits am
  vegetarischen Grundsatz des Respekts vor tierischem
  Leben, berücksichtigen jedoch nicht die gesundheit-
  lichen Aspekte der Ernährung.

Die Paleo-Ernährung

Relativ neu unter den vielen verschiedenen Ernährungsweisen ist die sogenannte Paleo- oder Steinzeiternährung. Der Begriff leitet sich von der Fachbezeichnung *Pa-
läolithikum* für Altsteinzeit ab. Zum ersten Mal dargestellt
wurde diese Ernährungsweise 1975 im Buch *The Stone
Age Diet* des Gastroenterologen Walter L. Voegtlin. Er
geht davon aus, dass der Mensch ein reiner Fleischfres-
ser (Carnivore) sei und seine Ernährung auch heute noch
auf diese genetische Prägung abstimmen müsse. Voegtlin und seine Anhänger sind der Überzeugung, dass
vor allem Zivilisationskrankheiten wie Diabetes-Typ-2,
Bluthochdruck, Herz- und Gefäßkrankheiten, bestimm-

te Krebserkrankungen (Lungen- und Darmkrebs), manche Allergien, Übergewicht und Adipositas, Gicht, einige Hauterkrankungen (beispielsweise Neurodermitis oder Akne), Essstörungen (Anorexia und Bulimie) und auch die weitverbreitete Laktoseintoleranz auf unsere falsche moderne Ernährung zurückzuführen seien.

In der Paleo-Küche wird demzufolge nichts verzehrt, das industriell gefertigt oder behandelt wurde. Vor allem Zucker, Getreide und Getreideprodukte, alle »verarbeiteten« Lebensmittel (Fast Food, Konserven, Fertiggerichte usw.), Milch und Milchprodukte stehen auf der Tabuliste. Im Grunde entspricht diese Ernährungsweise einer sogenannten Low-Carb-Diät, bei der vor allem tierische Lebensmittel mit viel Proteinen (Eiweiß) und Fett verzehrt werden dürfen. Es wird dabei so weit wie möglich auf Kohlenhydrate verzichtet. Allerdings nicht zur Gänze, denn sowohl frisches als auch getrocknetes Obst sind nicht verboten.

Erlaubt sind bei der Steinzeitkost Fleisch, Fisch, Meeresfrüchte und Eier; außerdem Gemüse, Pilze, Nüsse und Honig – all jene Nahrungsmittel, die der Steinzeitmensch eben zu seiner Zeit und in seiner Umgebung vorfand. Obst ist ebenfalls gestattet, allerdings – wegen des Zuckergehalts – in nicht allzu großen Mengen. Auch bei den Getränken gibt es Einschränkungen: Fruchtsäfte sind ebenso verboten wie Kaffee oder schwarzer Tee. Wer sich nach der Steinzeitmethode ernährt, darf vor allem Wasser und Tees aus heimischen Heilkräutern trinken.

Pflanzenfette mit einem großen Anteil an mehrfach ungesättigten Fettsäuren sind ebenfalls tabu. Kokosöl jedoch fällt (ebenso wie die Öle von Avocado, Macadamianuss und Olive) nicht unter die »Verboten-Liste«, denn es besteht vor allem aus gesättigten bzw. einfach gesättigten Fettsäuren.

Probieren Sie's aus!

Nun aber genug der Erklärungen! Im folgenden vierten Teil finden Sie über 100 Rezepte mit Kokosfett bzw. Kokosöl. Sie werden staunen, was man alles mit dem kostbaren natürlichen Lebenselixier zubereiten kann. Nicht nur in der klassischen Küche, nicht nur beim Braten und Backen, sondern auch für Suppen und Currys, Frühstück und Dessert, vegetarische und vegane Gerichte. Auch die Paleo-Kost kommt nicht zu kurz. Viel Spaß beim Nachkochen!

IV: Rezepte mit Kokosöl

Hundert Rezepte mit Kokosöl – in allen Variationen. Ob Frühstück, Snack oder Hauptgericht, ob aus der asiatisch-indischen Küche oder »klassisch«, ob mit Fisch, Fleisch und Geflügel oder vegetarisch, ob Backwerk, Dessert oder Getränk – hier ist für jeden Geschmack und jede Ernährungsweise etwas zu finden. Ist ein Rezept »vegan«, finden Sie jeweils einen Hinweis.
Viel Spaß beim Zubereiten!

Frühstück

Kokos-Körnermüsli mit Aprikose und Birne

Zutaten für 2 Personen

6 EL Haferflocken
2 EL Rosinen
4 getrocknete Aprikosen
250 ml Milch
1 TL Kokosöl
2 EL Sonnenblumenkerne
2 EL grüne Kürbiskerne
1 Birne
1 EL Kokosraspel

Zubereitung

Für das Müsli die Haferflocken mit den Rosinen und den ge-
würfelten Aprikosen in der Milch über Nacht einweichen. Das
Kokosöl in einer beschichteten Pfanne schmelzen und die Son-
nenblumen-und Kürbiskerne darin leicht anbräunen.
Anschließend zu den Haferflocken geben. Die Birne waschen,
klein schneiden und untermengen. Zum Schluss mit den Kokosraspeln bestreuen.

Vollkornbrot mit pikanten Champignons auf Kräuterquark

Zutaten für 2 Personen
1 kleine Zwiebel
80 g Champignons
1 EL Kokosöl
Salz
Pfeffer aus der Mühle
200 g Magerquark
2 EL gehackte Kräuter
4 Scheiben Vollkornbrot

Zubereitung
Die Zwiebel abziehen und in feine Streifen schneiden. Die Champignons putzen und in dünne Scheiben schneiden. Das Kokosöl in einer Pfanne erhitzen und die Zwiebeln und Champignons darin anbraten. Mit Salz und Pfeffer würzen.
Den Quark mit den gehackten Kräutern mischen und mit Salz und Pfeffer würzig abschmecken. Den Kräuterquark auf die Brotscheiben verteilen und mit der Pilz-Zwiebelmischung belegen.

Pikantes Gemüserührei mit Garnelen

Zutaten für 2 Personen
200 g grüner Spargel
1 Avocado
1 TL Kokosöl
Salz
Pfeffer aus der Mühle
½ rote Paprikaschote
200 g geschälte, gekochte Garnelen

½ Knoblauchzehe

4 Eier

80 ml Milch

4 Scheiben Toastbrot

Zubereitung

Den grünen Spargel waschen, das untere Drittel schälen und etwa 1 Zentimeter vom Ende abschneiden. Die Spargelstangen in schräge Scheiben schneiden. Die Avocado schälen, halbieren und den Kern entfernen. Das Fruchtfleisch in Würfel schneiden. Das Kokosöl in einer beschichteten Pfanne erwärmen und den Spargel darin anbraten. Die Paprikaschote putzen, entkernen, waschen und würfeln. Die Avocado- und Paprikawürfel dazugeben und durchmengen.

Das Ganze mit Salz und Pfeffer würzen. Die Garnelen kalt abbrausen, abtropfen lassen und dazugeben. Den Knoblauch abziehen, klein schneiden und ebenfalls zufügen.

Eier und Milch in eine Schüssel geben und mit einem Schneebesen verquirlen. Mit Salz und Pfeffer würzen. Die Eiermasse in die Pfanne zum Gemüse gießen und bei schwacher Hitze unter ständigem Umrühren wachsweich stocken lassen. Das Toastbrot toasten und dazu reichen.

Kokos-Kräuter-Brezen

Zutaten für 12 Kräuter-Brezen

100 g Kokosöl (flüssig)

250 g Magerquark

2 Eier

1 TL Honig

½ TL Salz

400 g Mehl

1 Päckchen Backpulver

50 g Haferflocken
50 g Kokosraspeln
1 Bund Wiesenkräuter
Milch zum Bestreichen
2 EL Sesam

Zubereitung

Für die Kokos-Kräuter-Brezen das Kokosöl mit dem Magerquark, den Eiern, Honig und Salz in eine Schüssel geben und gut verrühren. Das Mehl mit Backpulver mischen, zur Quarkmasse geben und untermengen.

Die Wiesenkräuter waschen, gut trocken schütteln und fein schneiden. Mit den Haferflocken und Kokosflocken dazugeben und zu einem festen Teig kneten.

Aus dem Teig eine Rolle formen, in 12 Teile schneiden und Brezen daraus formen. Die Kokos-Kräuter-Brezen auf ein mit Backpapier belegtes Backblech legen. Mit Milch bestreichen, mit Sesam bestreuen und im vorgeheizten Backofen bei 200° C (Gasherd: Stufe 3) etwa 15 bis 20 Minuten knusprig backen.

Gemüse-Eier-Muffins

Zutaten für 4 Personen
120 g Kochschinken
2 Lauchzwiebeln
1 EL Kokosöl
120 g Kirschtomaten
6 Eier
80 g geriebener Emmentaler
Salz
Pfeffer aus der Mühle

Zubereitung

Den Kochschinken in Würfel schneiden. Die Lauchzwiebeln putzen, waschen und in dünne Scheiben schneiden. Das Kokosöl in einer Pfanne erhitzen und Lauchzwiebeln und den Schinken darin anbraten. Anschließend kurz beiseitestellen.

Die Kirschtomaten waschen und vierteln. Die Eier in einer Schüssel verquirlen. Den Käse und die Tomatenviertel sowie die Lauchzwiebel-Schinkenmischung hinzugeben.

Das Ganze mit Salz und Pfeffer würzen und gut vermischen. Anschließend in die Muffin-Formen verteilen. Den Backofen auf 180° C (Gasherd: Stufe 2) vorheizen und die Omelett-Muffins darin etwa 15 Minuten backen. Danach etwas abkühlen lassen und auf Teller stürzen.

Pikante Gemüse-Frühstückscrêpes

Zutaten für 4 Personen
Crêpeteig
4 Eier
220 g Mehl
50 g Kokosöl (flüssig)
400 ml Milch
Salz
Füllung
1 Gurke
1 rote Paprikaschote
1 gelbe Paprikaschote
100 g Staudensellerie
200 g Kräuterquark

Zubereitung
Für die Crêpes die Eier in eine Schüssel geben und mit Mehl,

Kokosöl, Milch und Salz zu einem glatten Teig verrühren. Anschließend den Teig 20 Minuten ruhen lassen.

Inzwischen die Gurke waschen, schälen und in Stäbe schneiden. Die Paprikaschoten und den Staudensellerie waschen, putzen und ebenfalls in Stäbe schneiden.

Eine Crêpière (Crêpe-Pfanne) erhitzen und mit einer Schöpfkelle den Teig darauf geben und zügig mit einem Teigrechen verstreichen. Crêpes wenden und von der Platte nehmen. Den Vorgang so lange wiederholen, bis der Teig aufgebraucht ist.

Die fertigen Crêpes mit Kräuterquark bestreichen, mit den Gemüsestreifen belegen, zusammenrollen, in dicke Scheiben schneiden und auf Tellern anrichten.

Vorspeisen und Snacks

Räucherlachs auf Reibekuchen mit Limetten-Dip

Zutaten für 4 Personen

2 Limetten
150 g Joghurt
1 Bund Dill
Salz
Pfeffer aus der Mühle
Zucker
Chilipulver
300 g Kartoffeln
1 Zwiebel
1 EL Kartoffelstärke
1 Ei
Muskat
60 g Kokosöl (flüssig)
200 g Räucherlachs in Scheiben

Zubereitung

Für den Dip die beiden Limetten heiß abwaschen, abtrocknen und zuerst die Schale abreiben, dann die Limetten halbieren und den Saft ausdrücken. Joghurt mit dem Saft und der geriebenen Schale verrühren. Den Dill waschen, trocken schütteln und fein schneiden. Zum Dip geben und das Ganze mit Salz, Zucker, Pfeffer und wenig Chili pikant abschmecken.

Für die Reibekuchen Kartoffeln schälen, waschen und reiben. Die geriebene Kartoffelmasse in ein sauberes Küchentuch geben und kurz und kräftig ausdrücken. Zwiebeln häuten, fein schneiden und mit den Kartoffeln vermischen. Kartoffelstärke und Ei hinzugeben und alles gut verrühren. Mit Salz, Pfeffer und Muskat würzen.

Kokosöl in einer Pfanne erhitzen. Die Kartoffelmasse portionsweise in die Pfanne geben und mit einem Löffel flach drücken. Die Reibekuchen von beiden Seiten goldbraun backen. Reibekuchen aus der Pfanne nehmen, auf Küchenkrepp legen und kurz abtropfen lassen.

Die Reibekuchen auf vier Teller verteilen und die Räucherlachsscheiben darauf anrichten. Den Limetten-Dip darüber geben und gleich servieren.

Frühlingsröllchen mit Gemüse-Rindfleisch-Füllung

Zutaten für 4 Personen

2 Karotten
1 Zucchini
2 Frühlingszwiebeln
80 g Austernpilze
1 rote Zwiebel
400 g Rinderfilet
4 EL Kokosöl
Salz
Pfeffer aus der Mühle
120 g Sojasprossen
1 Knoblauchzehe
10 EL Sojasoße
16 Reisteigplatten für Frühlingsrollen
1 Eiweiß

Kokosöl zum Braten
1 TL Zucker
1 Schuss Balsamicoessig

Zubereitung
Die Karotten schälen, die Zucchini putzen und beide zuerst in Scheiben, dann in dünne Streifen schneiden. Die Frühlingszwiebel putzen, die Austernpilze mit Küchenkrepp abreiben und beide ebenfalls in dünne Streifen schneiden.
Die rote Zwiebel abziehen und in feine Streifen schneiden. Das Rinderfilet abbrausen, trocken tupfen und in Streifen schneiden. Zwei Esslöffel vom Kokosöl in einer Pfanne erhitzen und das Fleisch darin anbraten. Mit Salz und Pfeffer würzen. Sojasprossen, Karotten, Zucchini, Frühlingszwiebeln, Austernpilze und Zwiebeln dazugeben und mitbraten.
Den Knoblauch abziehen und durch eine Knoblauchpresse dazudrücken. Die Mischung mit Sojasoße, Salz und Pfeffer würzig abschmecken. Den Frühlingsrollenteig mit Eiweiß bepinseln und jeweils in die Mitte des Teigs von der Füllung geben. Den Teig zusammenrollen, die Enden einschlagen und in einer Pfanne mit heißem Kokosöl rundherum knusprig braten.
Inzwischen für die Soße etwa 8 Esslöffel Sojasoße mit zwei Esslöffeln Kokosöl erhitzen und mit dem Zucker und dem Balsamicoessig süßsauer abschmecken. Die Soße auf Teller verteilen und die Frühlingsröllchen darauf setzen.

Gemüsecarpaccio mit Kokosöl-Vinaigrette

Zutaten für 4 Personen
1 Kohlrabi
1 Knollenfenchel
2 Fleischtomaten

8 Champignons

3 EL Rotweinessig

2 EL Gemüsebrühe

6 EL Kokosöl

Salz

Pfeffer aus der Mühle

100 g Ziegenkäse

2 EL Granatapfelkerne

Zubereitung

Das Gemüse putzen und waschen, die Pilze putzen und alles in dünne Scheiben schneiden. Aus Essig, Gemüsebrühe und Kokosöl eine Vinaigrette zubereiten und mit Salz und Pfeffer würzig abschmecken.

Bis auf die Champignons alles in der Vinaigrette 15 Minuten marinieren. Zusammen mit den Champignons auf vier Tellern fächerförmig anrichten und mit drei Viertel der Vinaigrette übergießen. Den Ziegenkäse darüberbröckeln, mit der restlichen Vinaigrette beträufeln und mit den Granatapfelkernen garnieren.

Pikanter Fetasalat mit Papaya und Pilzen

Zutaten für 4 Personen

300 g gemischte Blattsalate (z. B. Chinakohl, Radicchio, Eichblattsalat)

1 rote Paprikaschote

1 Papaya

12 grüne Oliven (ohne Kern)

200 g Feta

1 kleine Zwiebel

1 Kräuterbund (Petersilie, Schnittlauch, Basilikum)

2 EL Balsamicoessig

Salz
Pfeffer aus der Mühle
3 EL Kokosöl (flüssig)

Zubereitung

Die Blattsalate verlesen, putzen, kalt waschen und trocken
schleudern. Die Paprikaschote putzen, entkernen, waschen
und das Fruchtfleisch in Streifen schneiden. Die Papaya waschen und die Kerne mit einem Teelöffel entfernen. Die Papaya schälen und das Fruchtfleisch in Streifen schneiden.
Die Oliven schräg halbieren. Feta in Würfel schneiden. Für das
Dressing die Zwiebel abziehen und klein würfeln. Die Kräuter
waschen, trocken schütteln und fein hacken. Aus Balsamicoessig, Salz, Pfeffer, Zwiebelwürfeln, Kräutern und Kokosöl ein
Dressing rühren und pikant abschmecken.
Die vorbereiteten Blattsalate in Stücke teilen und dekorativ
mit Paprika- und Papayastreifen anrichten. Zum Schluss die
Fetawürfel und Oliven über den Salat verteilen. Das Dressing
darüberträufeln und den Salat servieren.

Hirseschnitte im Eiermantel

Zutaten für 4 Personen
750 ml Gemüsebrühe
125 g Hirse
150 g Hirse (fein gemahlen)
Salz
Pfeffer aus der Mühle
Muskatblüte
1 Bund Petersilie
3 Eier
2 EL Kokosöl

Zubereitung

Von der Gemüsebrühe 250 ml in einem Topf aufkochen, vom Herd nehmen und darin die Hirse etwa 25 Minuten quellen lassen. Die restliche Gemüsebrühe hinzugeben und alles erneut kurz aufkochen lassen. Mit Salz, Pfeffer und Muskatblüte würzen.

Nun die fein gemahlene Hirse einstreuen und die Masse bei mittlerer Hitzezufuhr unter ständigem Rühren etwa fünf Minuten köcheln lassen, bis sie eine zähflüssige Konsistenz hat. Danach den Topf vom Herd nehmen und beiseitestellen.

Die Petersilie waschen, fein schneiden und zusammen mit 1 Ei unter die noch warme, aber nicht mehr ganz heiße Masse rühren. Anschließend die Hirsemasse gleichmäßig auf ein mit Öl gefettetes Backblech verteilen. Die Hirsemasse auskühlen lassen, bis sie schnittfest ist, und danach in etwa 8 x 8 Zentimeter große Stücke schneiden.

Die restlichen Eier mithilfe einer Gabel in einem tiefen Teller verquirlen. Die Hirseschnitten durch die gequirlten Eier ziehen. Etwas Kokosöl in einer Pfanne erhitzen und die Hirseschnitten darin von beiden Seiten goldbraun anbraten. Hirseschnitten anschließend auf vier Teller verteilen und servieren.

Gebratene Tomaten mit Basilikumpesto und Ziegenkäse

Zutaten für 4 Personen

1 Bund Basilikum
1 Knoblauchzehe
80 g Sonnenblumenkerne
80 ml Kokosöl (flüssig)
Salz
Pfeffer aus der Mühle
4 große Tomaten

1 Bio-Zitrone

120 g Paniermehl

4 EL Kokosöl

200 g Ziegencamembert

50 g Blaumohn (keinen Backmohn verwenden, denn der ist
bereits gemahlen und damit »backfertig«. Unter Blaumohn
versteht man die naturreinen Mohnkörner, die man z. B.
auch auf Mohngebäck streut)

Zubereitung

Für das Pesto die Basilikumblätter abzupfen und den Knoblauch abziehen. Basilikum, Knoblauch, Sonnenblumenkerne
und Kokosöl in einen Mixbecher geben und pürieren. Mit Salz
und wenig Pfeffer würzen.

Die Tomaten in fingerdicke Scheiben schneiden. Die Zitronenschale mit einer Reibe abreiben und mit Paniermehl und etwas Salz mischen. Die Tomatenscheiben darin wälzen, dabei
das Paniermehl gut andrücken. Kokosöl (2 EL) in einer Pfanne
erhitzen und die panierten Tomaten darin von beiden Seiten
goldgelb braten. Aus der Pfanne nehmen und beiseitestellen.

Den Ziegencamembert in 1 Zentimeter dicke Scheiben schneiden. Kokosöl (2 EL) bei mittlerer Hitzezufuhr in einer Pfanne
erhitzen und den Mohn dazugeben. Zwei Minuten anbraten
und mit Salz abschmecken.

Zuerst die gebratenen Tomatenscheiben auf vier Teller verteilen. Je einen Teelöffel Pesto darauf geben, mit jeweils einer
Ziegenkäsescheibe belegen und darauf einen halben Teelöffel gebratenen Mohn. Mit je einem Basilikumblatt garnieren.

Salate

Meeresfrüchtesalat mit Gemüse in Kokosmayonnaise

Zutaten für 4 Personen
200 g Kaiserschoten (Zuckerschoten)
Salz
4 Tomaten
300 g Staudensellerie
400 g Meeresfrüchte (TK)
2 Eigelbe
1 TL Senf
1 Knoblauchzehe
Pfeffer aus der Mühle
1 Msp. Safran
100 ml Kokosöl (flüssig)
1 Schuss Rotweinessig
4 Stängel Dill

Zubereitung
Die Kaiserschoten putzen, obere und untere Enden abschneiden und waschen. Die Kaiserschoten in schräge Stücke schneiden und im kochenden Salzwasser etwa fünf Minuten bissfest garen. In ein Sieb abschütten, kalt abschrecken und abtropfen lassen.

Die Tomaten brühen, abziehen, entkernen und das Fruchtfleisch in kleine Würfel schneiden. Staudensellerie putzen, wa-

schen und in Scheibchen schneiden. Die Meeresfrüchte auftauen, kalt abbrausen und abtropfen lassen.

Für die Mayonnaise die Eigelbe mit dem Senf in eine Schüssel
geben. Den Knoblauch abziehen und durch eine Knoblauchpresse dazudrücken. Das Ganze mit einem Schneebesen verrühren, mit Salz, Pfeffer und Safran würzen und nach und nach
das flüssige Kokosöl unterschlagen.

Kaiserschoten, Tomatenwürfel, Staudensellerie und die Meeresfrüchte in einer Schüssel vermengen und mit der Mayonnaise anmachen. Den Salat mit Salz, Pfeffer und einem Schuss
Rotweinessig abschmecken, auf Tellern anrichten und mit Dill
garnieren.

Pikanter Kartoffelsalat (vegan)

Zutaten für 4 Personen
500 g Kartoffeln
Salz
Kümmel
1 Bund Radieschen
1 Avocado
100 g Kresse
2 EL Kokosöl
2 EL Weißweinessig
Pfeffer aus der Mühle
Zucker

Zubereitung
Für den Kartoffelsalat die Kartoffeln gründlich waschen und mit
der Schale in Salzwasser mit etwas Kümmel garen. Abschütten,
ausdampfen lassen, pellen und in dünne Scheiben schneiden.
Die Radieschen putzen, waschen und in Scheiben schneiden.
Die Avocado halbieren, den Kern entfernen, die Hälften noch-

mals halbieren und die Schale abziehen, das Fruchtfleisch in Streifen schneiden.

Aus Kokosöl, Weißweinessig, ½ Tasse Wasser, Salz, Pfeffer und wenig Zucker ein pikantes Dressing rühren und Kartoffeln, Radieschen, Avocado und Kresse damit anmachen und durchziehen lassen. Zum Schluss würzig mit Salz, Pfeffer und wenn nötig noch etwas Essig abschmecken.

Bunter Gemüse-Geflügelsalat mit Apfel-Kokosdressing

Zutaten für 4 Personen
300 g gekochte Putenbrust
1 Frühlingszwiebel
4 Radieschen
1 Karotte
200 g grüner Spargel
12 schwarze Oliven, entsteint
1 Bund Basilikum
4 EL Apfelessig
2 EL Wasser
1 TL Senf, mittelscharf
3 EL Kokosöl
Salz
Zucker
Pfeffer aus der Mühle

Zubereitung
Für den Geflügelsalat das Putenfleisch zunächst in dünne Scheiben, diese dann in breite Streifen schneiden. Die Frühlingszwiebel waschen und in Ringe schneiden. Die Radieschen waschen und in dünne Scheiben schneiden oder hobeln. Die Karotte waschen, schälen und in Streifen schneiden.

Den grünen Spargel nur im unteren Bereich schälen und in dünne, schräge Scheiben schneiden. Den Spargel in kochendem Salzwasser etwa zehn Minuten garen. Alles in eine Salatschüssel geben. Die Basilikumblätter waschen und fein schneiden. Die Oliven halbieren. Basilikumblätter und Oliven ebenfalls in die Schüssel geben. Alles gut vermischen.

Für das Dressing Apfelessig, Wasser, Senf und Kokosöl in einer kleinen Schüssel mit einem Schneebesen schaumig schlagen. Mit Salz, Zucker und Pfeffer würzen. Das Dressing über den Salat gießen, gut durchmischen und abschmecken. Den Salat auf vier Teller verteilen und servieren.

Eisberg-Melonensalat (vegan)

Zutaten für 4 Personen
500 g Wassermelone
1 Eisbergsalat
1 cm frischer Ingwer
2 EL Limettensaft
Salz
Pfeffer aus der Mühle
Zucker
2 EL Kokosöl

Zubereitung
Für den Salat die Melone schälen. Das Fruchtfleisch in zwei Zentimeter dicke Scheiben, dann in Würfel schneiden und von den Kernen befreien. Den Eisbergsalat putzen, in Stücke schneiden, waschen und trocken schleudern.

Den Ingwer schälen, fein reiben und mit Limettensaft, Salz, Pfeffer aus der Mühle, Zucker und dem Kokosöl zu einem Dressing rühren, süßsauer abschmecken und die Melone und den Eisbergsalat damit anmachen und anrichten.

Gegrillte Meerbarbe auf Eissalaten

Zutaten für 4 Personen

1 Knoblauchzehe
4 Wacholderbeeren
1 EL gehackte Petersilie
1 Lorbeerblatt
frisch geriebene Muskatnuss
Salz
Pfeffer aus der Mühle
40 ml Kokosöl (flüssig)
8 Meerbarbenfilets à 60 g
1 Zucchini
4 Kartoffeln
400 g Blattsalate (z. B. Kopfsalat, Eissalat, Eichblattsalat, Rucola)
2 EL Rotweinessig
3 EL Kokosöl
1 TL scharfer Senf
1 TL Zucker

Zubereitung

Für die Marinade Knoblauch abziehen und in eine Schüssel drücken. Wacholder, Petersilie und Lorbeer klein hacken und dazugeben. Mit dem Kokosöl auffüllen und mit Salz, Muskat und Pfeffer würzen. Die Meerbarben kalt abbrausen, trocken tupfen und in die Marinade einlegen. Mit Frischhaltefolie abdecken und im Kühlschrank etwa zehn Minuten marinieren lassen. Inzwischen den Zucchini putzen und in etwa 1 Zentimeter dicke Scheiben schneiden. Die Kartoffeln waschen, schälen und ebenfalls in Scheiben schneiden. Eine Grillpfanne mit Kokosöl bepinseln und die Zucchini- und Kartoffelscheiben darauf grillen. Zum Schluss salzen und pfeffern. Die Fischfilets aus der

Marinade nehmen und zuerst mit der Hautseite auf die Grillpfanne legen und grillen. Dann wenden und bei mittlerer Hitze durchziehen lassen.

Die Blattsalate verlesen, waschen, trocken schleudern und in
mundgerechte Stücke zupfen. Aus Rotweinessig, Kokosöl, 1
EL Wasser, scharfem Senf, Zucker, Salz und Pfeffer ein Dressing
rühren und die Blattsalate damit anmachen. Die Meerbarbenfilets mit den Zucchini- und den Kartoffelscheiben auf Tellern
anrichten und die Blattsalate dazu reichen.

Gebratener Wirsingsalat in Kokosöl (vegan)

Zutaten für 4 Personen
500 g Wirsing
1 Stange Lauch (Porree)
40 g getrocknete Tomaten
5 EL Kokosöl
2 EL Weißweinessig
4 EL Wasser
Salz
weißer Pfeffer aus der Mühle
Zucker

Zubereitung
Den Wirsing vierteln und die äußeren Blätter sowie den Strunk
entfernen. Die Wirsingviertel in Rauten schneiden (Seitenlänge etwa 1 Zentimeter). Den Lauch putzen, waschen und in feine Streifen schneiden. Die getrockneten Tomaten ebenfalls in
dünne Streifen schneiden.

Das Kokosöl in einer beschichteten Pfanne erhitzen und den
Wirsing darin bei mittlerer Hitzezufuhr unter Rühren langsam
anbraten. Nach einigen Minuten den Lauch und die Tomaten-
streifen dazugeben.

Alles gut durchrühren und in etwa fünf Minuten fertig garen. Mit Salz und Pfeffer würzen und mit Weißweinessig und 4 EL Wasser ablöschen. Anschließend den Wirsingsalat würzig mit Salz, Pfeffer und Zucker abschmecken und auf vier Teller verteilen.

Suppen

Auberginen-Kartoffelsuppe mit Dill

Zutaten für 4 Personen
200 g Kartoffeln
2 EL Kokosöl
1 l Gemüsebrühe
1 Aubergine
Salz
wenig Kümmel, gemahlen
weißer Pfeffer aus der Mühle
100 g Sahne
1 Bund Dill

Zubereitung
Die Kartoffeln schälen, waschen, in kleine Stücke schneiden. In einem Topf das Kokosöl erwärmen und die Kartoffeln darin leicht anbraten. Mit der Gemüsebrühe auffüllen und das Ganze zum Kochen bringen. Die Aubergine waschen, schälen, das Fruchtfleisch klein schneiden und zu den Kartoffeln geben. Mit Salz, Kümmel und weißem Pfeffer würzen und das Ganze etwa 15 Minuten kochen lassen.
Die Suppe mit einem Mixstab pürieren. Die Sahne zufügen, aufkochen lassen und mit Salz und wenig Pfeffer würzig abschmecken. Den Dill kalt abbrausen, trocken schütteln und die Blättchen und Blütendolden abzupfen. Die Suppe anrichten und den Dill dekorativ über die Suppe streuen.

Knoblauch-Kokossuppe mit Croûtons

Zutaten für 4 Personen

8 Knoblauchzehen
1 Zwiebel
2 EL Kokosöl
1 EL Mehl
250 ml Weißwein
500 ml Gemüsebrühe
2 EL Kokosflocken
4 Scheiben Weißbrot
Salz
1 Bund Schnittlauch
200 g Sahne
1 Prise Zucker
Pfeffer aus der Mühle
Chilipulver

Zubereitung

Die Knoblauchzehen abziehen, der Länge nach halbieren und den evtl. vorhandenen grünen Keim in der Mitte entfernen. Knoblauchzehen klein würfeln. Die Zwiebel abziehen und ebenfalls klein würfeln.

In einem Topf einen Esslöffel vom Kokosöl erhitzen. Knoblauch und Zwiebel darin bei schwacher Hitze leicht andünsten. Nicht braun werden lassen, da der Knoblauch sonst bitter wird. Das Mehl darüberstäuben und mit einem Schneebesen gut durchrühren. Mit Weißwein ablöschen und mit der Brühe aufgießen. Die Kokosflocken dazugeben und die Suppe etwa 20 Minuten köcheln lassen.

Inzwischen für die Crôutons das Brot in Würfel schneiden und im übrigen Kokosöl rundherum goldbraun rösten und leicht salzen. Den Schnittlauch waschen, trocken schütteln und in

Röllchen schneiden. Die Sahne zur Suppe geben und mit einem Pürierstab kräftig aufmixen. Mit Salz, Zucker, Pfeffer und wenig Chilipulver pikant abschmecken. Die Suppe anrichten und Croûtons und Schnittlauch darüber verteilen.

Currysuppe mit Ananas und Kokos

Zutaten für 4 Personen
1 Zwiebel
1 Babyananas
1 Apfel
2 EL Kokosöl
1 TL Currypulver
1 EL Mehl
1 l Geflügelbrühe
50 ml Sahne
Salz
Pfeffer aus der Mühle
200 g Putenbrust
1 EL Rosinen
2 EL Kokoschips

Zubereitung
Die Zwiebel abziehen und in feine Würfel schneiden. Die Ananas oben und unten begradigen, dick abschälen, der Länge nach vierteln, den mittleren Strunk herausschneiden und das Fruchtfleisch in kleine Würfel schneiden.
Den Apfel entkernen, schälen und das Fruchtfleisch ebenfalls klein würfeln. In einem Suppentopf einen Esslöffel vom Kokosöl erhitzen und die Zwiebelwürfel darin anbraten. Die Ananas- und Apfelwürfel dazugeben und miterhitzen.
Das Currypulver und das Mehl darüberstreuen, mit einem Kochlöffel unterrühren und gleich mit kalter Geflügelbrühe

und der Sahne aufgießen. Die Suppe bei mittlerer Hitze etwa zehn Minuten durchkochen lassen und zum Schluss mit Salz und Pfeffer abschmecken.

Inzwischen die Putenbrust kalt abwaschen, trocken tupfen und zuerst in Scheiben, dann in dünne Streifen oder Würfel schneiden. Mit Salz und Pfeffer würzen. Das übrige Kokosöl erhitzen und die Putenbrust darin anbraten.

Rosinen und die Kokoschips dazugeben, durchschwenken und als Einlage in vier Suppenteller verteilen. Mit der Suppe auffüllen und anrichten.

Zwiebelsuppe mit Kokos-Käse-Croûton

Zutaten für 4 Personen
500 g Zwiebeln
2 EL Kokosöl
1 Knoblauchzehe
1 EL Mehl
100 ml trockener Weißwein
1 l Gemüsebrühe
Salz
Pfeffer aus der Mühle
½ TL Thymian, getrocknet
4 Scheiben Weißbrot
2 EL Kokoschips
100 g geriebener Greyerzer-Käse

Zubereitung
Den Backofen auf 200° C (Gasherd: Stufe 3) vorheizen. Die Zwiebeln abziehen und in dünne Scheiben schneiden oder hobeln. Das Kokosöl in einem Topf erhitzen, die Zwiebeln dazugeben und darin leicht bräunen lassen.

Den fein gehackten Knoblauch zufügen und kurz mit andünsten. Dabei ab und zu mit einem Kochlöffel umrühren. Das Mehl darüberstäuben, umrühren, mit dem Weißwein aufgießen und um die Hälfte einkochen lassen.

Mit der Brühe aufgießen und mit Salz, Pfeffer und Thymian würzen. Die Suppe etwa 30 Minuten bei mittlerer Hitzezufuhr köcheln lassen. Inzwischen die Weißbrotscheiben toasten. Die Zwiebelsuppe pikant abschmecken und in vier vorgewärmte Suppentassen füllen. Mit je einer Weißbrotscheibe belegen und mit den Kokoschips und dem geriebenen Käse bestreuen. Im Backofen so lange überbacken, bis der Käse eine leicht bräunliche Farbe bekommen hat.

Gazpacho mit frittierten Kokosgarnelen

Zutaten für 4 Personen
2 Fleischtomaten
1 Knoblauchzehe
1 Zwiebel
1 rote Paprikaschote
200 g Staudensellerie
1 Gurke
1 EL Kokosöl (flüssig)
200 g Garnelen, küchenfertig
Salz
1 EL Zitronensaft
Pfeffer aus der Mühle
1 Eiweiß
80 g Kokosflocken zum Panieren
250 g Kokosöl zum Frittieren
Chilipulver

Zubereitung

Die Tomaten waschen, Stielansätze entfernen und klein schneiden. Knoblauch und Zwiebel abziehen und ebenfalls klein schneiden. Die Paprikaschote putzen, entkernen und waschen. Den Staudensellerie putzen, waschen und klein schneiden.
Die Gurke schälen und klein schneiden. Das Gemüse in einen Mixer geben und mit einem Esslöffel Kokosöl gut pürieren.
Die Garnelen waschen, trocken tupfen und mit Salz, Zitronensaft und Pfeffer würzen. Das Eiweiß verquirlen und die Garnelen darin wälzen, anschließend die Garnelen in Kokosflocken panieren und in heißem Kokosöl frittieren.
Die Gazpacho mit Salz, Pfeffer und wenig Chilipulver würzig abschmecken und in vier Suppentellern verteilen. Die Kokosgarnelen darauf anrichten.

Kokos-Kürbissuppe mit Mango

Zutaten für 4 Personen

400 g Hokaido-Kürbis
1 Mango
750 ml Gemüsebrühe
250 ml Kokosmilch
1 Sternanis
100 g Sahne
Salz
weißer Pfeffer aus der Mühle
frisch geriebener Ingwer
1 Zweig Zitronenmelisse
1 EL Kokoschips

Zubereitung

Kürbis waschen, schälen und die Kerne mit einem Esslöffel entfernen. Mango waschen, den Kern herausschneiden und die Frucht schälen. Kürbis und Mango in kleine Stücke schneiden. Das Kokosöl in einem Kochtopf erhitzen und Kürbis und Mango darin leicht anbraten lassen.

Gemüsebrühe, Kokosmilch und den Sternanis dazugeben und das Ganze bei mittlerer Hitze etwa 30 Minuten kochen. Ab und zu umrühren und wenn nötig etwas Wasser zugeben. Sternanis entfernen, die Sahne zufügen, unterrühren und die Suppe mit einem Mixstab pürieren.

Die Suppe mit Salz, Pfeffer und frisch geriebenem Ingwer pikant abschmecken. Die Suppe in Tellern anrichten und mit kleinen Blättchen von der Zitronenmelisse und einigen Kokoschips bestreuen.

Currys

Feuriges Gemüsecurry mit Feigen (vegan)

Zutaten für 2 Personen
1 rote Paprikaschote
1 Aubergine
200 g Fenchel
1 grüne Zucchini
1 Zwiebel
1 EL Kokosöl
Salz
Pfeffer aus der Mühle
1 Knoblauchzehe
1 TL Tomatenmark
½ TL Senf
½ TL Currypulver
400 ml Gemüsebrühe
1 EL Balsamicoessig
2 Feigen
1 TL Kokosöl
½ TL Honig

Zubereitung
Das Gemüse je nach Art waschen, schälen, entkernen und in
Würfel (zwei Zentimeter Seitenlänge) schneiden. Die Zwiebel
abziehen und in feine Würfel schneiden.
Das Kokosöl in einer Pfanne erhitzen und zuerst die Zwiebel-

würfel darin anbraten. Das vorbereitete Gemüse dazugeben und rundherum anbraten. Mit Salz und Pfeffer würzen.

Den Knoblauch abziehen und durch eine Knoblauchpresse dazudrücken. Tomatenmark, Senf und Currypulver zufügen, unterrühren und mit der Gemüsebrühe aufgießen. Das Ganze etwa fünf bis acht Minuten köcheln lassen und zum Schluss mit Balsamicoessig, Salz und Pfeffer abschmecken.

Die Feigen waschen, Stiele abschneiden und vierteln. Einen Teelöffel Kokosöl in einer Pfanne erwärmen, den Honig und die vorbereiteten Feigen dazugeben, durchschwenken und dabei erhitzen. Das Gemüsecurry auf Tellern anrichten und die Feigen darauf verteilen.

Fischcurry mit Ingwer und Kokos

Zutaten für 2 Personen
120 g Basmatireis
Salz
1 cm Ingwerwurzel
1 Knoblauchzehe
2 EL Kokosöl
3 EL Sojasoße
200 ml Kokosmilch
1 EL gehackte Mandeln
360 g Kabeljaufilet
Chili aus der Mühle
2 EL grob gehackte Cashewkerne
2 EL Kokoschips
1 TL Zitronensaft
weißer Pfeffer aus der Mühle

Zubereitung

Den Basmatireis nach Packungsanleitung in Salzwasser bissfest garen, abschütten und warm stellen. Inzwischen den Ingwer schälen und in feine Streifen schneiden. Den Knoblauch abziehen und klein schneiden.

Für die Marinade Ingwer, Knoblauch, Kokosöl, Sojasoße, Kokosmilch und gehackte Mandeln in einen Mixbecher geben und mit dem Mixstab pürieren. Die Marinade in eine beschichtete Pfanne umfüllen und erhitzen.

Die Fischfilets unter fließendem kaltem Wasser abbrausen, trocken tupfen, in Streifen schneiden, salzen und vorsichtig in der heißen Marinade gar ziehen lassen. Mit Chili aus der Mühle würzen.

Cashewkerne, Kokoschips und Zitronensaft dazugeben und aufkochen lassen. Zum Schluss das Gericht mit Salz und weißem Pfeffer pikant abschmecken. Den Basmatireis auf Teller verteilen und das Fischcurry darauf anrichten.

Kokoscurry mit Kürbis und grünen Bohnen (vegan)

Zutaten für 2 Personen

100 g grüne Bohnen
200 g Hokaidokürbis
2 EL Kokosöl
150 ml Kokosmilch
1 TL gelbe Currypaste oder Currypulver
150 ml Gemüsebrühe
1 EL Sojasoße
Salz
1 EL Limettensaft
1 TL frische Korianderblätter, fein gehackt
1 EL geröstete Cashewnusskerne

Zubereitung

Die Bohnen putzen, waschen und in feine schräge Scheiben schneiden. Den Kürbis waschen, halbieren, entkernen und das Fruchtfleisch in kleine Würfel (Seitenlänge etwa ½ Zentimeter) schneiden. Das Kokosöl in einen Wok oder in eine beschichtete Pfanne geben und erhitzen.

Von der dickflüssigen Kokosmilch, die sich am Dosenrand abgesetzt hat, etwa zwei Esslöffel der Currypaste hinzufügen, Hitze reduzieren und das Ganze unter ständigem Rühren fünf Minuten köcheln lassen.

Die übrige Kokosmilch, Gemüsebrühe und den Kürbis hinzufügen und zehn Minuten köcheln lassen. Grüne Bohnen dazugeben und weitere acht Minuten garen, bis das Gemüse weich ist. Mit Sojasoße, Salz, Limettensaft und Koriandergrün abschmecken, anrichten und mit Cashewkernen garnieren.

Asiatisches Kokos-Curry-Huhn

Zutaten für 4 Personen

2 Frühlingszwiebeln
1 rote Paprikaschote
1 Zucchini
400 g Hähnchenbrustfilet
2 EL Kokosöl
1 EL gelbe Currypaste oder Currypulver
1 Knoblauchzehe, fein gehackt
1 TL Ingwer, fein geschnitten
100 g Ananas in Stücke (frisch oder Dose)
150 ml Kokosmilch
2 EL Cashewnüsse
1 EL Kokoschips
1 EL frische Korianderblätter

Zubereitung

Die Frühlingszwiebeln waschen, putzen und in Scheiben schneiden. Die Paprikaschote putzen, waschen und in dünne Streifen schneiden. Die Zucchini waschen, der Länge nach halbieren und in dünne Scheiben schneiden.

Die Hähnchenbrustfilets kalt abbrausen, trocken tupfen und in mundgerechte Stücke schneiden. Das Kokosöl in einem Wok oder einer beschichteten Pfanne erhitzen und das Hähnchenfleisch darin scharf anbraten, ständig rühren und nach einer Minute die Hitze reduzieren.

Nacheinander Currypaste, Frühlingszwiebel, Knoblauch, Ingwer, Paprika und Zucchini hinzugeben und alles unter ständigem Umrühren fünf Minuten braten. Zum Schluss die Ananas und die Kokosmilch dazugeben, gründlich verrühren und kurz aufkochen. Mit Cashewnüssen, Kokoschips und Koriander garnieren.

Linsencurry mit Lammfilet

Zutaten für 4 Personen

1 Zwiebel

2 Knoblauchzehen

1 kleine Chilischote

1 EL glatte Petersilie, gehackt

2 EL Sojasoße

4 EL Kokosöl

1 TL Currypulver

Salz

240 g Lammfilet

150 g gemischte Linsen (rote Linsen, Berglinsen,
    schwarze Linsen)

1 Karotte

100 g Staudensellerie

2 Tomaten
500 ml Gemüsebrühe
¼ TL gemahlener Koriander
¼ TL gemahlener Kreuzkümmel
¼ TL Kurkuma
¼ TL Garam Masala (indische Gewürzmischung)
1 TL Limettensaft

Zubereitung

Die Zwiebel und die Knoblauchzehen abziehen, beides fein hacken. Anschließend die Chilischote waschen, entkernen und ebenfalls fein hacken. Die Hälfte davon mit Petersilie, Sojasoße, zwei Esslöffeln Kokosöl, Curry und etwas Salz in eine Schüssel geben und vermischen.

Das Lammfilet kalt abbrausen, trocken tupfen, in Würfel schneiden, hinzufügen und in der Marinade wenden. Das Ganze 30 Minuten durchziehen lassen. Inzwischen die Linsen in ein Sieb geben und kalt abspülen, bis das Wasser klar abläuft.

Für das Linsencurry die Karotte schälen, den Staudensellerie waschen, putzen und alles sehr klein würfeln. Die Tomaten mit kochendem Wasser übergießen, kalt abschrecken, häuten, vom Stielansatz und den Kernen befreien und in kleine Würfel schneiden.

Die Gemüsebrühe in einem Topf erhitzen. Die übrigen Zwiebeln, Knoblauch und Chili mit Karotte, Sellerie, Koriander und Kreuzkümmel hinzufügen und alles zehn Minuten bei kleiner Hitze köcheln lassen. Linsen, Tomatenwürfel, Salz, Curry, Kurkuma, Garam Masala sowie Limettensaft untermischen und alles zusammen weitere 15 Minuten köcheln lassen und das Curry abschmecken.

Das restliche Kokosöl erhitzen. Die Lammwürfel aus der Marinade nehmen, abtropfen lassen und im heißen Öl braten. Das

Linsencurry auf Teller verteilen, die Lammwürfel darauf anrichten und mit der Marinade beträufeln.

Pilzcurry mit Kokos und Lachs

Zutaten für 4 Personen
2 Knoblauchzehen
2 Schalotten
1 rote Paprikaschote
200 g braune Champignons
200 g Austernpilze
400 g Lachsfilet
Salz
weißer Pfeffer aus der Mühle
2 EL Kokosöl
2 TL Currypulver
400 ml Kokosmilch
1 EL Zitronensaft
2 EL Kokoschips

Zubereitung
Knoblauch und Schalotten abziehen und klein schneiden. Die Paprikaschote waschen, entkernen und in kleine Würfel schneiden. Die Pilze putzen und in Streifen schneiden.
Den Lachs kalt abbrausen, trocken tupfen und in Würfel schneiden. Das Kokosöl in einem Wok oder einer beschichteten Pfanne erhitzen. Die Lachswürfel salzen und pfeffern und darin rundherum braten. Dann den Lachs herausnehmen und beiseitestellen.
Die Pilze, Schalotten, Paprika und Knoblauch in den Wok oder die Pfanne geben und unter Rühren einige Minuten braten. Currypulver darüberstreuen, mit Kokosmilch aufgießen und etwa fünf Minuten köcheln lassen. Alles mit Zitronensaft,

Currypulver und Salz abschmecken. Den Lachs dazugeben, kurz erwärmen, anrichten und die Kokoschips darüberstreuen.

Lammcurry mit Kokos und Möhren

Zutaten für 4 Personen

400 g Kartoffeln
Salz
1 rote Zwiebel
200 g Karotten
1 rote Paprikaschote
400 g Lammkeule (ohne Knochen)
2 EL Kokosöl
Pfeffer aus der Mühle
2 Knoblauchzehen
1 TL Currypulver
1 EL Mangochutney
500 ml Kokosmilch

Zubereitung

Die Kartoffeln waschen und in Salzwasser bissfest garen. Abschütten, etwas ausdampfen lassen, pellen und in mundgerechte Stücke schneiden. Die Zwiebel abziehen und in Streifen schneiden.

Die Karotten schälen und in Scheiben schneiden. Die Paprikaschote putzen, entkernen, waschen und das Fruchtfleisch in Streifen schneiden. Das Lammfleisch kalt abbrausen, trocken tupfen und in mundgerechte Würfel schneiden.

Kokosöl in einem Wok oder einer beschichteten Pfanne erhitzen und das Lammfleisch darin rundherum anbraten. Mit Salz und Pfeffer würzen. Zwiebeln, Karotten und Paprika dazugeben und mitbraten.

Den Knoblauch abziehen, in dünne Scheiben schneiden und

mit dem Currypulver und dem Mangochutney zugeben und unterrühren. Das Ganze mit der Kokosmilch aufgießen und etwa 20 Minuten bei mittlerer Hitze köcheln lassen. Die vorbereiteten Kartoffeln dazugeben und miterhitzen. Das Lammcurry mit Salz und Pfeffer würzig abschmecken und anrichten.

Thaigemüse-Curry mit Hähnchen

Zutaten für 4 Personen
2 Karotten
150 g Pak Choi oder Chinakohl
200 g Lauch (Porree)
500 g Hähnchenbrust
Salz
Pfeffer aus der Mühle
2 EL Kokosöl
100 g Sojasprossen
3 TL rote Currypaste
400 ml Kokosmilch
100 ml Gemüsebrühe
2 EL Sojasoße
2 EL Austernsoße
1 TL frischer Koriander, gehackt
1 TL Ingwer, fein geschnitten

Zubereitung
Die Karotten schälen und in feine Streifen schneiden. Pak Choi und Lauch putzen, waschen und ebenfalls in dünne Streifen schneiden. Die Hähnchenbrust kalt abbrausen, trocken tupfen, in kleine Würfel schneiden, salzen und pfeffern.
Das Kokosöl in einem Wok oder einer beschichteten Pfanne erhitzen, das Hähnchenfleisch darin heiß anbraten und rausnehmen. Dann das Gemüse und die Sojasprossen dazugeben

und unter Rühren anbraten. Die Currypaste dazugeben und unterrühren.

Mit der Kokosmilch und der Gemüsebrühe ablöschen und das Ganze etwas einkochen lassen. Sojasoße, Austernsoße und das Hähnchenfleisch dazugeben und alles gut erhitzen. Zum Schluss mit Koriander und Ingwer pikant abschmecken.

Fisch

Kabeljaufilets mit Kokos-Petersilienpesto

Zutaten für 4 Personen
250 g Basmati-Reis
Salz
4 Kabeljaufilets (à 160 g)
Pfeffer aus der Mühle
1 Bund Blattpetersilie
120 ml Kokosöl (flüssig)
2 EL Zitronensaft
1 EL Kokosöl zum Braten

Zubereitung
Den Reis nach Packungsanleitung in Salzwasser garen. Die Kabeljaufilets kalt abbrausen, trocken tupfen und mit Salz und Pfeffer würzen.
Für das Pesto die Petersilie waschen und die harten Strünke entfernen. Petersilie gemeinsam mit 120 ml Kokosöl und Zitronensaft in einen Mixbecher geben und mit einem Stabmixer pürieren. Mit Salz würzen.
Einen Esslöffel Kokosöl in einer Pfanne erhitzen und die Kabeljaufilets darin von beiden Seiten braten. Anschließend den Herd ausschalten und die Fischfilets in der Pfanne noch einige Minuten nachziehen lassen.
Die Fischfilets und den Reis auf vier Teller verteilen und mit dem Kokos-Petersilienpesto beträufeln.

Garnelen in Orangensoße

Zutaten für 2 Personen
80 g Basmatireis
Salz
2 Orangen
2 Lauchzwiebeln
1 EL Kokosöl
1 rote Chilischote
¼ TL Currypulver
1 cm frischer Ingwer
300 g Garnelen (küchenfertig ohne Schale)
Pfeffer aus der Mühle
125 ml Orangensaft
4 EL Sahne
2 EL Sojasoße

Zubereitung
Den Basmatireis nach Packungsanleitung in Salzwasser bissfest kochen, in ein Sieb abschütten, kalt abbrausen und abtropfen lassen. Die Orangen oben und unten begradigen, auf
die Arbeitsfläche stellen und dick abschälen. Die geschälten
Orangen in die hohle Hand legen, mit einem scharfen Messer
beidseitig an den weißen Zwischenhäuten keilförmig zur Mitte
schneiden und die Filets herausnehmen.
Die Lauchzwiebeln putzen und klein schneiden. Das Kokosöl
in einem Wok oder einer beschichteten Pfanne erhitzen und
als Erstes die Lauchzwiebeln darin anbraten. Die Chilischote
putzen, klein schneiden und mit dem Currypulver dazugeben.
Den Ingwer schälen, zuerst in Scheiben, dann in feine Stifte
schneiden und zufügen.
Die Garnelen kalt abbrausen, trocken tupfen und dazugeben.
Unter ständigem Rühren mit einem Holzlöffel rundherum an-

braten. Mit Salz und Pfeffer würzen und die vorbereiteten Orangenfilets dazugeben.

Nun den Orangensaft und die Sahne dazugießen, aufkochen lassen und den gekochten Reis unterrühren. Zum Schluss mit Sojasoße, Salz und Pfeffer abschmecken und auf Tellern anrichten.

Auberginenragout mit Rotbarsch und Zitronen-Kokossoße

Zutaten für 2 Personen

1 Zwiebel

1 Aubergine

2 Rotbarschfilets à 160 g

Salz

1 EL Mehl

5 EL Kokosöl

1 Thymianzweig

100 ml Weißwein

150 ml Fischfond

4 EL Sahne

1 TL Zitronengras, fein gehackt

1 EL Kokosflocken

2 EL Zitronensaft

Pfeffer aus der Mühle

Zubereitung

Die Zwiebel abziehen und fein würfeln. Die Aubergine waschen, schälen und in Würfel schneiden. Das Rotbarschfilet kalt abbrausen, trocken tupfen, in breite Streifen schneiden, mit Salz würzen und in Mehl wenden.

Drei Esslöffel Kokosöl in einem Wok oder einer beschichteten Pfanne erhitzen und die Rotbarschfilets darin von beiden Seiten braten. Herausnehmen und warm stellen.

Die Zwiebeln und Auberginen in den Wok oder die Pfanne geben und rundherum braten. Mit Salz und Pfeffer würzen; Thymian waschen, die Blättchen abzupfen und dazugeben.

Für die Soße Kokosöl erwärmen, das Mehl einstreuen und unter ständigem Rühren mit dem Weißwein und dem Fischfond aufgießen und aufkochen lassen. Die Soße mit Sahne verfeinern und mit wenig klein geschnittenem Zitronengras, Kokosraspeln, Zitronensaft, Salz und Pfeffer abschmecken.

Das Auberginengemüse auf den Tellern anrichten, den Fisch daraufsetzen und mit der Kokos-Zitronensoße übergießen.

Woknudeln mit Räucherlachs

Zutaten für 2 Personen
100 g Reisnudeln
Salz
1 Zwiebel
1 Knoblauchzehe
1 gelbe Paprikaschote
3 EL Kokosöl
3 Eier
120 g geräucherter Lachs
1 EL Korianderblätter
2 EL Sojasoße
1 EL Limettensaft
1 TL Sambal Oelek

Zubereitung
Die Reisnudeln in kochendem Salzwasser nach Packungsanleitung weich kochen, in ein Sieb abgießen und beiseitestellen. Zwiebel und Knoblauch abziehen und klein würfeln. Die Paprikaschote putzen, waschen und in dünne Streifen schneiden. In einem Wok das Kokosöl erhitzen und durch Schwenken im

Wok verteilen. Die Eier verquirlen, hineingeben, im Wok verlaufen und kurz stocken lassen. Die Eier zu einem Omelett aufrollen, aus dem Wok nehmen und in dünne Streifen schneiden. Das restliche Kokosöl im Wok erhitzen. Zwiebel, Knoblauch und Paprikaschote darin bei starker Hitze einige Minuten braten, bis die Zwiebelwürfel weich sind. Die Reisnudeln dazugeben und gut untermischen.

Den Räucherlachs in Streifen schneiden und mit den Omelettstreifen und Korianderblättern hinzufügen. Sojasoße, Limettensaft und Sambal Oelek vermischen und über die Nudeln geben, abschmecken und anrichten.

Jakobsmuscheln in Koriandersoße

Zutaten für 2 Personen
1 Zwiebel
80 g Champignons
3 EL Kokosöl
120 g Rundkornreis
100 ml Weißwein
400 ml Geflügelfond
Salz
Pfeffer aus der Mühle
300 g Jakobsmuschelfleisch (frisch oder TK)
1 kleiner Bund frischer Koriander
100 ml Sahne

Zubereitung
Für den Risotto die Zwiebel abziehen und in feine Würfel schneiden. Champignons mit Küchenkrepp abreiben und klein schneiden. Einen Esslöffel Kokosöl in einem Topf erhitzen und die Zwiebeln und die Champignons darin anbraten. Den Risottoreis dazugeben und unter Rühren mit etwa der

Hälfte vom Weißwein ablöschen und das Ganze einkochen lassen. Mit dem Geflügelfond aufgießen, salzen, pfeffern und den Reis bei geschlossenem Topf etwa 15 bis 20 Minuten garen lassen. Dabei ab und zu umrühren und bei Bedarf Wasser nachgießen. Zum Schluss den geriebenen Parmesan unterrühren und den Risotto abschmecken.

Inzwischen die Jakobsmuscheln (ggf. auftauen lassen) kalt abbrausen, trocken tupfen und mit Salz würzen. Das übrige Kokosöl in einer Pfanne erhitzen und die Muscheln darin braten. Koriandergrün abbrausen und klein hacken. Die Sahne mit dem Koriander und dem übrigen Weißwein verrühren und zu den Muscheln geben. Die Soße gut durchkochen lassen und zum Schluss mit Salz und wenig Pfeffer abschmecken.

Den Pilzrisotto auf Tellern anrichten und die Jakobsmuscheln dazugeben. Die Muscheln mit der Soße umgießen und mit frischem Koriandergrün garnieren.

Doradenfilet mit mediterranem Gemüse

Zutaten für 2 Personen
1 Zucchini
je 1 rote und gelbe Paprikaschote
100 g Champignons
80 g Kirschtomaten
2 EL Kokosöl
1 Knoblauchzehe
1 Rosmarinzweig
Salz
Pfeffer aus der Mühle
200 g Tomatenpüree
Zucker
2 Doradenfilets à 160 g

Zubereitung

Zucchini putzen, waschen, der Länge nach halbieren und in Scheiben schneiden. Die Paprikaschoten putzen, entkernen, waschen und das Fruchtfleisch in mundgerechte Stücke schneiden. Die Champignons mit Küchenkrepp abreiben und vierteln. Kirschtomaten waschen, Stielansätze herausschneiden und die Tomaten halbieren.

Einen Esslöffel Kokosöl in einer Pfanne erhitzen und das vorbereitete Gemüse darin anbraten. Den Knoblauch abziehen und durch eine Knoblauchpresse dazudrücken. Den Rosmarinzweig waschen und zufügen. Das Gemüse durchschwenken und mit Salz und Pfeffer würzen.

Das Tomatenpüree zum Gemüse geben, noch einige Minuten schmoren lassen und abschmecken. Zum Schluss den Rosmarinzweig entfernen und alles mit Salz, Zucker und Pfeffer pikant abschmecken.

Die Doradenfilets kalt abbrausen, trocken tupfen und mit Salz und Pfeffer würzen. Das übrige Kokosöl in einer beschichteten Pfanne erhitzen und die Doradenfilets darin von beiden Seiten braten. Das mediterrane Gemüse auf Tellern anrichten und die Doradenfilets darauf anrichten.

Gemüsepaella mit Fischfiletstreifen und Kokoschips

Zutaten für 2 Personen

120 g Rundkornreis
Salz
1 Zwiebel
500 g gemischtes Gemüse (Lauch, Zucchini, Karotten,
    Paprikaschoten)
360 g Zanderfilet (oder anderes Fischfilet)
1 EL Kokosöl

Pfeffer aus der Mühle
1 Knoblauchzehe
1 EL gehackte Petersilie
500 ml Geflügelbrühe
1 Msp. Safran
2 EL Zitronensaft
1 EL Kokoschips

Zubereitung

Den Reis nach Packungsanleitung in Salzwasser bissfest garen.
In ein Sieb abschütten, kalt abbrausen und abtropfen lassen.
Die Zwiebel abziehen und in kleine Würfel schneiden. Das Gemüse je nach Art waschen, putzen, schälen, entkernen und in mundgerechte Stücke schneiden.

Das Fischfilet kalt abbrausen, trocken tupfen und in mundgerechte Würfel schneiden. Das Kokosöl in einer großen Pfanne erhitzen und die Fischwürfel darin rundherum anbraten. Mit Salz und Pfeffer aus der Mühle würzen. Den Knoblauch abziehen und dazudrücken.

Das Gemüse und die Zwiebeln dazugeben und mit anbraten. Die gehackte Petersilie mit dem vorgekochten Reis dazugeben. Mit der Geflügelbrühe aufgießen und aufkochen lassen. Den Safran zufügen, vorsichtig unterrühren und das Gericht etwa zehn bis 15 Minuten bei mittlerer Hitze köcheln lassen.
Zum Schluss mit Zitronensaft, Salz und Pfeffer aus der Mühle abschmecken. Auf Tellern anrichten und mit einigen Kokoschips bestreuen.

Meeresfrüchte mit sieben Gemüsen

Zutaten für 2 Personen

500 g Gemüse (Karotten, Brokkoli, Zucchini, Staudensellerie,
    Paprikaschoten, Fenchel, Frühlingszwiebeln)

60 g Sojasprossen

300 g Meeresfrüchte (TK)

2 EL Kokosöl

1 EL Mangochutney

1 Msp. Sambal Oelek (Chilipaste)

1 TL chinesische Fischsoße

2 EL Sojasoße

1 TL Zitronensaft

Salz

Pfeffer aus der Mühle

Zubereitung

Das Gemüse je nach Art waschen, putzen, schälen, entkernen und in mundgerechte Stücke schneiden. Die Frühlingszwiebeln putzen und in dünne Scheiben schneiden.

Die Sojasprossen in ein Sieb geben, mit warmem Wasser abbrausen und abtropfen lassen. Die Meeresfrüchte auftauen lassen, kalt abbrausen und ebenfalls abtropfen lassen.

Das Kokosöl in einen Wok oder in eine beschichtete Pfanne geben, erhitzen und zuerst das Gemüse, die Frühlingszwiebeln und die Sojasprossen darin anbraten. Die Meeresfrüchte dazugeben und mitbraten.

Mangochutney, Sambal Oelek, chinesische Fischsoße, Sojasoße und Zitronensaft dazugeben und unterrühren. Mit Salz und Pfeffer würzen und etwa 8 Minuten braten. Zum Schluss abschmecken und auf Tellern anrichten.

Vegetarische Küche

Pikanter Gemüsekuchen

Zutaten für 4 Personen
1 Knoblauchzehe
1 Zwiebel
4 Eier
150 ml Sahne
150 ml Milch
100 g Quark
2 EL Kokosöl
50 g Nüsse (Haselnüsse, Walnüsse)
40 g Mehl
Salz
Pfeffer aus der Mühle
800 g Gemüse (Karotten, Zucchini, rote Paprika, Kohlrabi)
1 Kräuterbund
1 TL Kokosöl für die Form

Zubereitung
Den Knoblauch und die Zwiebel abziehen und klein schneiden. Die Eier, Sahne, Milch, Quark, Kokosöl, Knoblauch, Zwiebel, Nüsse und das Mehl in einen Mixer geben und zu einem glatten Teig verarbeiten. Mit Salz und Pfeffer kräftig würzen. Das Gemüse je nach Art putzen, waschen und in dünne Streifen oder Scheiben schneiden. Die Kräuter waschen, abzupfen, klein hacken, zum Teig geben und unterrühren.

Eine mit Backpapier ausgelegte Springform dünn mit Kokosöl ausstreichen. Das Gemüse in lockerer Folge darauf verteilen und mit dem Teig begießen. Das Ganze im vorgeheizten Backofen bei 175° C (Gasherd: Stufe 1–2) etwa 50 Minuten goldbraun backen. Nach der halben Garzeit mit Backpapier abdecken.

Gemüsepfanne mit Kartoffel-Kräuter-Kokospüree (vegan)

Zutaten für 4 Personen
1 Zwiebel
200 g Karotten
200 g Pastinaken
100 g Grünkohl
100 g Wirsing
2 EL Kokosöl
Paprikapulver
Salz
Pfeffer aus der Mühle
500 g Kartoffeln (mehlig kochend)
1 Kräuterbund (Petersilie, Schnittlauch)
2 EL Kokosöl für das Püree
frisch geriebene Muskatnuss

Zubereitung
Für die Gemüsepfanne die Zwiebeln abziehen und klein würfeln. Karotten und Pastinaken waschen, schälen, der Länge nach halbieren und in dünne Stifte schneiden.
Grünkohl und Wirsing waschen und in kleine Rauten schneiden. Das Kokosöl in einer Pfanne erhitzen und die Zwiebelwürfel darin anschwitzen. Die Karotten- und Pastinakenstifte hinzugeben und mit etwas Wasser angießen.

Danach die Pfanne mit einem Deckel schließen und alles für fünf Minuten bei geringer Hitzezufuhr köcheln lassen. Anschließend Wirsing und Grünkohl hinzugeben und weitere fünf Minuten köcheln lassen. Mit Paprikapulver, Salz und Pfeffer abschmecken.

Für das Kartoffelpüree die Kartoffeln schälen und in Salzwasser weich kochen. Die Kartoffeln abschütten, in eine Schüssel geben und zerstampfen. Die Kräuter waschen, die Blättchen von den Stängeln abzupfen und fein schneiden.

Kräuter und Kokosöl unter die Stampfkartoffeln heben. Mit Salz und ein wenig Muskatnuss abschmecken. Das Gemüse aus der Pfanne heben und zusammen mit dem Kartoffelpüree auf vier Teller verteilen.

Gemüse-Quark-Quiche

Zutaten für 6 Personen
250 g Mehl
Salz
1 Ei
120 g Kokosöl (kalt)
Kokosöl für Backform
1 rote Zwiebel
1 Lauch (Porree)
1 gelbe Paprikaschote
1 TL Kokosöl zum Anbraten
250 g Quark
100 g Sahne
3 Eier
geriebene Muskatnuss
Salz
Pfeffer aus der Mühle

Zubereitung

Das Mehl mit Salz, dem Ei und dem Kokosöl in eine Schüssel geben und zu einem glatten Teig verkneten. Den Teig für die Quiche in Frischhaltefolie wickeln und eine Stunde im Kühlschrank kalt stellen.

Später auf einer bemehlten Arbeitsfläche den Teig etwa einen halben Zentimeter dünn ausrollen und eine mit Kokosöl ausgestrichene Backform damit auslegen. Am Boden und Rand festdrücken und den Teigboden mit einer Gabel einstechen. Inzwischen die Zwiebel abziehen und in Streifen schneiden. Den Lauch der Länge nach halbieren, gründlich waschen und in dünne Scheiben schneiden. Die Paprikaschote putzen, waschen und in Würfel scheiden.

In einer beschichteten Pfanne etwas Kokosöl erwärmen, Zwiebel, Lauch und Paprikawürfel dazugeben, kurz anbraten und mit Salz und Pfeffer würzen. Die Mischung in die vorbereitete Backform geben und verteilen.

Den Quark mit der Sahne und den Eiern in eine Schüssel geben, verrühren und mit Salz, Pfeffer und geriebener Muskatnuss würzen. Die Mischung über die Zutaten in der Backform gießen und die Gemüse-Quark-Quiche im vorgeheizten Backofen bei 180° C (Gasherd: Stufe 2) in der Ofenmitte etwa 35 bis 40 Minuten knusprig backen.

Grüner Spargel in Kokosöl gebraten mit Tomatensugo

Zutaten für 2 Personen

20 Stangen grüner Spargel
Salz
Pfeffer aus der Mühle
120 ml Kokosöl
1 Knoblauchzehe

1 Schalotte

2 Fleischtomaten

1 Bund Basilikum

Balsamicoessig

Agavendicksaft

100 g Parmesan, gehobelt

Zubereitung

Den grünen Spargel waschen, die unteren Enden abschneiden und dann nur unten schälen. In einer Schale Salz, Pfeffer und Kokosöl verrühren und den Spargel darin einlegen.

Für den Sugo den Knoblauch und die Schalotten abziehen. Die Tomaten waschen, Stielansätze herausschneiden und die Tomaten klein schneiden. Mit Knoblauch und Schalotten in einen Mixbecher geben und pürieren.

Das Basilikum waschen, klein schneiden und zum Sugo geben. Alles gut verrühren und mit Balsamicoessig, Agavendicksaft, Salz und Pfeffer süßsauer abschmecken.

Den Spargel in einer heißen Pfanne von allen Seiten braten. Herausnehmen und mit dem Sugo und den Parmesanspänen anrichten.

Maultaschen mit Kürbisfüllung

Zutaten für 4 Personen

300 g Mehl

3 Eier

1 EL Kokosöl für den Teig

Salz

1 rote Paprikaschote

150 g Kürbisfleisch

1 EL Kokosöl

100 g Quark

etwa 80 g Paniermehl

2 Eier

Pfeffer aus der Mühle

1 EL Kokosöl zum Schwenken

Zubereitung

Das Mehl in eine Schüssel sieben, eine Mulde eindrücken und Eier, Kokosöl und Salz hineingeben. Mit dem Mehl verrühren, mit beiden Händen das Mehl von außen nach innen über dem flüssigen Teig verteilen und vollständig einarbeiten.

Ist der Teig zu fest, etwas Wasser und eventuell etwas Kokosöl zugeben. Etwa zehn bis 15 Minuten kneten, bis der Teig glatt und fest ist. In Folie einwickeln und 30 Minuten ruhen lassen. Die Paprikaschote putzen, waschen und klein schneiden, Kürbisfleisch in Stücke schneiden. In einem Topf einen Esslöffel Kokosöl erwärmen, Paprika und Kürbis zufügen und darin weich dünsten.

Pürieren, mit Salz und Pfeffer würzen und auskühlen lassen. Mit Quark, einem Ei und so viel Paniermehl vermischen, bis eine zähe Masse entstanden ist. Zum Schluss kräftig abschmecken. Den Nudelteig zu zwei dünnen Teigplatten ausrollen. Eine Teigplatte im Abstand von etwa 5 Zentimetern mit je 1 TL der Füllung belegen. Ein Ei verquirlen, die Zwischenräume damit bestreichen. Die andere Teigplatte darüber legen und zwischen den Füllungen gut andrücken.

Mit einem Maultaschenausstecher ausstechen oder mit einem Teigrädchen Quadrate ausrädeln. Maultaschen in reichlich kochendem Salzwasser etwa sechs bis acht Minuten garen. In ein Sieb abgießen und in einer Pfanne mit heißem Kokosöl anschwenken.

Fenchel und Feigen im Pergament gebacken

Zutaten für 4 Personen
2 Fenchelknollen
4 getrocknete Feigen
200 g Feta
2 Zwiebeln
1 Knoblauchzehe
½ rote Chilischote
1 TL Kardamomkörner
2 EL Kokosöl
4 Blätter DIN-A4-Pergamentpapier
Salz

Zubereitung
Den Fenchel putzen und in dünne Scheiben schneiden. Das Fenchelgrün klein schneiden. Die Zwiebeln und den Knoblauch abziehen und würfeln. Anschließend die Chilischote entkernen und klein schneiden.

Von den Feigen die Stiele entfernen und in Würfel schneiden. Den Feta grob zerbröckeln. Die Pergamentblätter auf der Innenseite mit etwas Kokosöl bestreichen.

Den Kardamom mit der Chilischote, den Zwiebeln und dem Knoblauch kurz glasig im Kokosöl angehen lassen. Feigen, Fenchel und Fenchelgrün dazugeben. Salzen und mit dem Feta mischen.

Auf die Pergamentblätter verteilen und diese um die Füllung falten. Bei 200° C (Gasherd: Stufe 3) im Backofen 15 Minuten im Ofen backen. Mit der Schere oben aufschneiden (Achtung, heißer Dampf!) und anrichten.

Gewürzfladen in Kokosöl gebacken mit Quarkaufstrich

Zutaten für 20 Fladen

300 g Mehl Type 550

200 g Mehl (Wiener Griessler)

42 g Hefe

1 EL Zucker

125 ml lauwarme Milch

Salz

50 g Sahne

20 g Kokosöl (flüssig)

2 Eier

1 EL Brotgewürz

Quarkaufstrich

500 g Cremiger Quark

2 Tomaten

1 Knoblauchzehe

Salz

Pfeffer aus der Mühle

Kokosöl zum Ausbacken

Zubereitung

Die beiden Mehlsorten in eine Schüssel sieben, in die Mitte eine Mulde drücken und die Hefe hineinbröckeln. Mit einem Teelöffel Zucker, 50 ml Milch und etwas Mehl vom Rand verrühren. Abgedeckt etwa 15 Minuten an einem warmen Ort gehen lassen.

Mit den restlichen Zutaten zu einem glatten Teig verkneten, bis dieser Blasen wirft und sich vom Schüsselrand löst. Abgedeckt nochmals etwa 30 Minuten gehen lassen.

Für den Quarkaufstrich die Tomaten waschen, entkernen und in kleine Würfel schneiden. Die Knoblauchzehe schälen und fein würfeln. Den Quark in eine Schüssel geben und glatt rühren. Die Tomatenwürfel und den Knoblauch unterrühren und mit Salz und Pfeffer pikant abschmecken.

Den Teig in Stücke teilen, diese zu Fladen formen und in einer Pfanne mit 175° C (Gasherd: Stufe 1–2) heißem Kokosöl nacheinander backen. Dabei die Fladen vorsichtig in das heiße Öl gleiten lassen. Mit einer Schöpfkelle ein- bis zweimal heißes Fett über die Fladen geben. Mit zwei Esslöffeln wenden und backen, bis die Fladen goldbraun sind. Auf Küchenpapier abtropfen lassen. Anschließend mit dem Aufstrich anrichten.

Gemüse-Quark-Frikadellen

Zutaten für 2 Personen
160 g Magerquark
4 EL Paniermehl
1 Zwiebel
1 Knoblauchzehe
2 Karotten
80 g Zucchini
1 TL Kokosöl
Salz
Pfeffer aus der Mühle
frischer Dill
1 Ei
1 EL Kokosöl zum Braten

Zubereitung
Den Quark mit dem Paniermehl verrühren und quellen lassen. In der Zwischenzeit die Zwiebel und die Knoblauchzehe abziehen und in feine Würfel schneiden.

Die Karotten schälen, Zucchini waschen, putzen und beide grob raspeln. Das Kokosöl in einer Pfanne erhitzen, die Zwiebelwürfel mit dem Knoblauch und die Karotten- und Zucchiniraspeln darin andünsten und abkühlen lassen.

Anschließend zu der Quarkmischung geben und mit Salz, Pfeffer und fein geschnittenem Dill würzen. Das Ei verquirlen und unter die Masse heben. Acht kleine Frikadellen formen und in einer beschichteten Pfanne mit Kokosöl von beiden Seiten etwa fünf Minuten braten.

Kohlrabi mit Gemüsereisfüllung

Zutaten für 2 Personen
100 g Langkornreis
Salz
4 Kohlrabis
2 Tomaten
1 Zwiebel
250 g Gemüse (Karotten, Zucchini, Paprikaschoten)
1 EL Kokosöl
2 Champignons
1 Knoblauchzehe
100 ml Gemüsebrühe
1 EL geriebenen Parmesankäse
Pfeffer aus der Mühle
4 Scheiben Gouda
200 g Tomatenpüree

Zubereitung
Den Langkornreis nach Packungsanleitung in Salzwasser bissfest garen. Abschütten, kalt abbrausen und in einem Sieb abtropfen lassen. Die Kohlrabi putzen, schälen, oben etwa 1 Zentimeter abschneiden und mit einem Teelöffel das Fruchtfleisch heraustrennen, sodass ein etwa ein Zentimeter starker Rand übrig bleibt.

Die ausgehöhlten Kohlrabis anschließend in Gemüsebrühe zehn Minuten garen. Die Tomaten brühen, abziehen, entkernen und das Fruchtfleisch in Würfel schneiden. Die Zwiebel abziehen und fein würfeln. Das Gemüse je nach Art waschen, putzen, schälen, entkernen und in kleine Würfel schneiden. Den Backofen auf 200° C (Gasherd: Stufe 3) vorheizen.

Für die Füllung einen Esslöffel vom Kokosöl in einer Pfanne erhitzen und die Karotten, Zucchini, Paprikaschoten und Zwiebelwürfel darin anschwitzen. Die Champignons abreiben, klein würfeln und mit der zerdrückten Knoblauchzehe dazugeben.

Den Reis dazugeben und mit der Gemüsebrühe auffüllen. Parmesankäse zufügen, gut durchrühren und mit Salz und Pfeffer kräftig abschmecken. Die Kohlrabis mit der Reisfüllung füllen, auf ein Blech setzen und mit dem Käse überbacken.

Inzwischen für die Soße das restliche Kokosöl erhitzen, Tomatenwürfel zufügen und anschwitzen. Das Tomatenpüree dazugeben, durchkochen und mit Salz und Pfeffer abschmecken. Die Soße auf Teller verteilen und die gefüllten Kohlrabis darauf setzen.

Vegane Küche

Räuchertofu mit Wokgemüse

Zutaten für 2 Personen

200 g Räuchertofu
1 EL Ingwer, gerieben
2 Karotten
250 g Brokkoli
4 EL Kokosöl
6 EL Teriyaki-Soße
200 ml Gemüsebrühe
2 Frühlingszwiebeln
1 TL Kartoffelmehl
Pfeffer aus der Mühle
1 EL Koriander, gehackt

Zubereitung

Den Räuchertofu in etwa einen Zentimeter große Würfel schneiden. Den Ingwer schälen und fein reiben. Die Karotten schälen und in dünne Scheiben schneiden. Den Brokkoli putzen und in kleine Röschen teilen.

Das Kokosöl in einem Wok oder einer beschichteten Pfanne erhitzen und den Räuchertofu darin knusprig braten. Mit zwei Esslöffeln der Teriyaki-Soße ablöschen. Den Tofu herausnehmen und beiseitestellen.

Die Karotten und den Brokkoli mit dem Ingwer im Wok oder in der Pfanne rundherum braten. Mit Salz und Pfeffer aus der

Mühle würzen. Die übrige Teriyaki-Soße mit der Gemüsebrü-he dazugießen und das Ganze einige Minuten köcheln lassen. Die Frühlingszwiebeln putzen und in dünne Scheiben schnei-den. Das Kartoffelmehl in etwas kaltem Wasser anrühren, mit den Frühlingszwiebeln zum Gemüse geben, erneut kurz aufko-chen lassen. Den Tofu wieder dazugeben und aufkochen las-sen. Mit Teriyaki-Soße, wenig Salz und Pfeffer abschmecken. Zum Schluss mit Koriander bestreuen und anrichten.

Zucchini-Paprika-Couscous

Zutaten für 2 Personen
2 Stängel Oregano
125 g Couscous
Salz
1 Zucchini
1 rote Paprikaschote
1 gelbe Paprikaschote
4 EL Kokosöl
Pfeffer aus der Mühle
wenig Cayennepfeffer

Zubereitung
Den Oregano waschen, trocken schütteln, die Blättchen ab-zupfen und fein hacken. Den Couscous mit kochendem Was-ser übergießen, mit Salz und Oregano würzen. Zugedeckt nach Packungsanleitung quellen lassen.
Die Zucchini waschen, putzen, der Länge nach halbieren und in dünne Scheiben schneiden. Die Paprikaschoten putzen, wa-schen und in sehr feine Streifen schneiden. Das Kokosöl in ei-ner Pfanne erhitzen und die Paprikastreifen und Zucchinistü-cke darin braten. Mit Salz und Pfeffer würzen.
Die Kokoschips klein hacken und mit den Zucchinischeiben und

den Paprikastreifen unter das Couscous mischen. Zum Schluss mit Salz und wenig Cayennepfeffer würzig abschmecken.

Austernpilze mit Pak-Choi, Quinoa und Kokos

Zutaten für 2 Personen
80 g Quinoa
2 Lauchzwiebeln
200 g Austernpilze
300 g Pak-Choi oder Chinakohl
1 Zucchini
3 EL Kokosöl
Salz
Pfeffer aus der Mühle
1 Bio-Zitrone (Schale und Saft)
2 EL Kokoschips
1 Koriandergrün, gehackt

Zubereitung
Die Quinoa nach Packungsanleitung in Salzwasser kochen. Die Lauchzwiebeln putzen, waschen und in feine Scheiben schneiden. Die Austernpilze putzen und in Streifen reißen oder schneiden. Den Pak-Choi putzen, waschen und in Streifen schneiden. Die Zucchini putzen, waschen und in dünne Scheiben schneiden.
Das Kokosöl in einem Wok oder einer beschichteten Pfanne erhitzen. Die Lauchzwiebeln, die Austernpilze und die Zucchini darin unter Rühren rundherum braten. Den Pak-Choi dazugeben und das Ganze unter Rühren garen.
Mit Salz, Pfeffer, abgeriebener Zitronenschale und Zitronensaft kräftig abschmecken. Zum Schluss mit Kokoschips und Koriander bestreuen und mit der Quinoa auf Tellern anrichten.

Pikanter Blechkuchen mit Zucchini und Tofu

Zutaten für 4 Personen

250 g Dinkelmehl

2 EL Kokosöl

Salz

150 ml Sojamilch

Mehl zum Ausrollen

300 g Sojajoghurt

½ TL Paprikapulver

½ TL Thymian, gerebelt

Pfeffer aus der Mühle

2 Zucchini

200 g Räuchertofu

2 rote Zwiebeln

2 EL Kapern

Zubereitung

Für den Teig das Dinkelmehl, das Kokosöl, einen Teelöffel Salz und die Sojamilch in eine Schüssel geben und zu einem glatten Teig verkneten. Anschließend den Teig in Frischhaltefolie wickeln und eine Stunde ruhen lassen.

Den Backofen auf 240° C (Gasherd: Stufe 5) vorheizen.

Die Zucchini putzen, waschen und in dünne, lange Scheiben schneiden oder hobeln. Den Räuchertofu abtrocknen und ebenfalls in dünne, lange Scheiben schneiden. Die Zwiebeln abziehen und in dünne Streifen schneiden.

Den Sojajoghurt mit Paprikapulver, Thymian, Pfeffer und Salz würzen und verrühren.

Den Teig dünn in Backblechgröße ausrollen. Auf ein mit Backpapier belegtes Backblech legen und den Sojajoghurt darauf verteilen. Mit den Zucchini- und den Tofuschei-

ben belegen, die Zwiebelstreifen und die Kapern darüberstreuen.
Das Ganze im vorgeheizten Backofen etwa 15 Minuten knusprig backen. Herausnehmen, etwas abkühlen lassen und in vier
Portionen teilen und anrichten.

Paleo-Küche (Steinzeiternährung)

Jakobsmuscheln mit Süßkartoffeln und Tomaten-Kokospesto

Zutaten für 2 Personen
1 Süßkartoffel
2 mittelgroße Steinpilze
1 Bund Basilikum
100 g Kokosfleisch (frisch)
6 EL Kokosöl
Saft 1 Bio-Zitrone
2 Tomaten
200 g Jakobsmuschelfleisch
Salz
Pfeffer, geschrotet

Zubereitung
Die Süßkartoffel waschen, schälen und in Würfel schneiden. Die Pilze mit Küchenkrepp abreiben und in feine Scheiben schneiden. Das Basilikum zusammen mit dem Kokosfleisch, vier Esslöffeln Kokosöl, dem Zitronensaft und den Tomaten in einem Mixbecher mit dem Pürierstab pürieren.
Die Jakobsmuscheln kalt abbrausen, trocken tupfen und mit Salz und geschrotetem Pfeffer würzen. Das übrige Kokosöl in einer Pfanne erhitzen, die Kartoffelwürfel und das Muschelfleisch darin etwa zehn Minuten braten.
Zum Schluss die Pilze dazugeben und etwa fünf Minuten bra-

ten, bis alle Zutaten gar sind. Mit Salz und Pfeffer abschmecken und mit dem Tomaten-Kokospesto anrichten.

Kartoffel-Pfannentarte mit Pfifferlingen

Zutaten für 2 Personen
3 Kartoffeln
Salz
2 rote Zwiebeln
3 EL Kokosöl
100 g Pfifferlinge
100 g Kokosfleisch (frisch)
1 Bund Schnittlauch
2 Eier
Pfeffer, geschrotet

Zubereitung
Die Kartoffeln schälen, in dünne Scheiben schneiden und in
Salzwasser kochen. Inzwischen die Zwiebeln abziehen und in
dünne Streifen schneiden. Die Kartoffeln in ein Sieb abschütten und abtropfen lassen.
In einer Pfanne das Kokosöl erhitzen und die Zwiebeln darin
anbraten. Dann die Kartoffelscheiben dazugeben. Die Pfifferlinge säubern, in feine Scheiben schneiden und zu den Kartoffeln und Zwiebeln in die Pfanne geben. Das Kokosfleisch
klein würfeln und dazugeben.
Den Schnittlauch waschen, in Röllchen schneiden und mit den
Eiern, Salz und Pfeffer gut verquirlen. Das Ganze über die Kartoffeln geben, gut durchrühren und bei geringer Hitzezufuhr
etwa zehn Minuten stocken lassen.

Kokos-Avocadosalat mit Orangen

Zutaten für 2 Personen
2 Avocados
2 Bio-Orangen
200 g Kokosfleisch (frisch)
Salz
Pfeffer, geschrotet
2 EL Kokosöl

Zubereitung
Die Avocado halbieren, schälen und in 1 Zentimeter dicke Scheiben schneiden. Die Orangen oben und unten begradigen, auf die Arbeitsfläche stellen und dick abschälen. Die geschälten Orangen in die hohle Hand legen und mit einem scharfen Messer beidseitig an den weißen Zwischenhäuten keilförmig zur Mitte hin schneiden und die Filets herausnehmen.
Das Kokosfleisch klein schneiden. Alles im Wechsel auf zwei Tellern anrichten. Mit Salz und Pfeffer würzen und mit dem Kokosöl beträufeln.

Kokos-Schmortopf mit Huhn

Zutaten für 2 Personen
250 g Kokosfleisch (frisch)
10 kleine Tomaten
2 Zwiebeln
4 EL Kokosöl
4 Hühnerschenkel
Salz
Pfeffer, geschrotet
1 Zucchini

1 Kräuterbund (Thymian, Rosmarin, Oregano)
750 ml Gemüsebrühe

Zubereitung

Den Backofen auf 180° C (Gasherd: Stufe 2) vorheizen. Das Kokosfleisch in Würfel schneiden. Die Tomaten waschen. Die Zwiebeln abziehen und klein schneiden. In einem Schmortopf das Kokosöl erhitzen und die Zwiebeln darin anbraten.

Die Hühnerschenkel kalt abbrausen, trocken tupfen und mit Salz und Pfeffer würzen. In den Schmortopf geben und von allen Seiten gut anbraten.

Die Zucchini putzen, waschen, in dicke Scheiben schneiden und zusammen mit den Tomaten, den Kokoswürfeln und den Kräutern in den Topf geben.

Das Ganze kurz anbraten, dann mit der Gemüsebrühe ablöschen und im vorgeheizten Backofen etwa 45 Minuten garen. Dabei ab und zu wenden und wenn nötig etwas Wasser dazugießen.

Asiatische Küche

Süßsaure Hähnchenpfanne mit Fenchel

Zutaten für 2 Personen
90 g Reis
Salz
1 Zwiebel
100 g Lauch (Porree)
1 Fenchel
2 Karotten
1 kleiner Apfel
200 g Hähnchenbrustfilet
2 EL Kokosöl
Pfeffer aus der Mühle
½ TL grüne Pfefferkörner
½ TL geriebener Ingwer
½ TL Currypulver
1/8 l Apfelsaft
1 TL Honig
1 Schuss Apfelessig

Zubereitung
Den Reis nach Packungsanleitung in Salzwasser etwa 25 Minuten bissfest garen. Die Zwiebel abziehen und das Gemüse je nach Art putzen, schälen und in Scheiben schneiden. Den Apfel schälen, entkernen, vierteln und feinblättrig schneiden. Die Hähnchenbrust kalt abbrausen, trocken tupfen und in

Streifen schneiden. Eine beschichtete Pfanne mit dem Kokos-öl erhitzen. Die Hähnchenbruststreifen dazugeben, mit Pfeffer und Salz würzen und unter Rühren rundherum anbraten.

Das fein geschnittene Gemüse mit den grünen Pfefferkörnern, wenig frisch geriebenem Ingwer und Currypulver dazugeben und mitbraten. Mit Apfelsaft aufgießen, den Honig dazugeben und kurze Zeit einkochen lassen.

Zum Schluss den Reis dazugeben und das Gericht mit Apfelessig, Salz und Pfeffer süßsauer abschmecken.

Pikantes Zucchini-Sommergemüse (vegan)

Zutaten für 4 Personen
800 g Zucchini
1 Zwiebel
1 Knoblauchzehe
½ rote Chilischote
2 Tomaten
4 EL Kokosöl
100 g Sojasprossen
100 ml Weißwein
200 ml Gemüsebrühe
Salz
Pfeffer aus der Mühle
2 Stängel Basilikum

Zubereitung
Zucchini waschen, der Länge nach halbieren und in Stücke schneiden. Die Zwiebel und den Knoblauch abziehen und in Würfel schneiden. Die Chilischote klein schneiden.

Die Tomate waschen, Stielansätze entfernen und in Würfel schneiden.

Das Kokosöl in einem Wok oder einer beschichteten Pfanne

erhitzen und Zwiebeln, Chilischote und Knoblauch darin glasig anschwitzen. Dann die Zucchinistücke und Sojasprossen dazugeben und einige Minuten unter Rühren schmoren lassen. Mit Weißwein und Gemüsebrühe aufgießen und etwas einkochen lassen. Die Tomaten hinzugeben und nochmals einkochen lassen. Mit Salz und Pfeffer würzig abschmecken und zum Schluss mit Basilikumblättern garnieren.

Rinderhüfte mit weißem Sesam aus dem Wok

Zutaten für 2 Personen
300 g Rinderhüfte
1 Fenchelknolle
200 g Lauch (Porree)
1 Karotte
1 rote Zwiebel
1 EL Kokosöl
Salz
Pfeffer aus der Mühle
1 cm Ingwerwurzel
2 EL weißer Sesam
1 Knoblauchzehe
1 Msp. Sambal Oelek (Chilipaste)
2 EL Sojasoße

Zubereitung
Die Rinderhüfte kalt abbrausen, trocken tupfen und in dünne Streifen schneiden. Fenchel putzen, waschen und in dünne Streifen schneiden. Lauch waschen, Karotten schälen und ebenfalls in Streifen schneiden. Die Zwiebel abziehen und in feine Streifen schneiden.
Das Kokosöl in einem Wok oder einer beschichteten Pfan-

ne erhitzen. Die Fleischstreifen dazugeben und unter ständigem Rühren mit einem Holzspachtel rundherum anbraten. Das Fleisch mit Salz und Pfeffer würzen.

Den Ingwer schälen, zuerst in Scheiben, dann in Streifen schneiden und mit dem vorbereiteten Gemüse und dem Sesam dazugeben. Den Knoblauch abziehen und durch eine Knoblauchpresse dazudrücken. Das Ganze gut durchbraten und zum Schluss mit einer Messerspitze Sambal Oelek, der Sojasoße und Salz und Pfeffer würzig abschmecken.

Chinapfanne mit Shiitake und Pute

Zutaten für 2 Personen
90 g Reis
Salz
200 g Putenbrust
Pfeffer aus der Mühle
2 Karotten
1 Frühlingszwiebel
80 g Shiitakepilze
2 EL Kokosöl
100 g Zuckerschoten
1 TL Kartoffelmehl
1 EL Sojasoße

Zubereitung:
Den Reis nach Packungsanleitung in Salzwasser etwa 20 Minuten bei mittlerer Hitze bissfest garen. Die Putenbrust kalt abspülen, mit Küchenpapier trocken tupfen und in Streifen schneiden.

Mit Salz und Pfeffer aus der Mühle würzen. Karotten schälen, zuerst längs halbieren und in Streifen schneiden, dann in feine Stifte zerteilen. Die Frühlingszwiebeln waschen, in Scheiben schneiden, Shiitakepilze putzen und in mundgerechte Stücke schneiden.

Das Kokosöl in einem Wok oder einer beschichteten Pfanne erhitzen und die Putenbruststreifen darin rundherum goldbraun anbraten. Austernpilze, Karotten, Zwiebeln und die Zuckerschoten zugeben und etwa fünf Minuten unter ständigem Rühren braten.

Kartoffelmehl und Sojasoße mit 1 Tasse Wasser vermischen und in die Pfanne gießen. Aufkochen lassen und die Chinapfanne mit Salz, Pfeffer und Sojasoße abschmecken, anrichten und den gekochten Reis dazu servieren.

Asiatisches Gemüseomelett

Zutaten für 2 Personen
1 gelbe Paprikaschote
1 grüne Paprikaschote
50 g Sojasprossen
1 rote Zwiebel
1 Fenchelknolle
2 Karotten
80 g Austernpilze
1 EL Kokosöl
1 Knoblauchzehe
2 EL Sojasoße
1 Schuss süße Chilisoße
50 ml Kokosmilch
4 Eier
Salz
Pfeffer aus der Mühle

Zubereitung

Die Paprikaschoten putzen, vierteln, entkernen, waschen und in dünne Streifen schneiden. Sojasprossen kalt abbrausen und in einem Sieb abtropfen lassen. Die Zwiebel abziehen und in feine Streifen schneiden.

Den Fenchel putzen, Karotten schälen und beide in Streifen schneiden. Die Austernpilze mit Küchenkrepp abreiben und in Streifen schneiden. Das Kokosöl in einer großen beschichteten Pfanne erhitzen und die Paprikaschoten, Fenchel, Sojasprossen, Zwiebelstreifen, Karotten und Austernpilze dazugeben und rundherum anbraten.

Den Knoblauch abziehen und durch eine Knoblauchpresse dazudrücken. Sojasoße, süße Chilisoße und Kokosmark dazugeben und durchschwenken. Die Eier verquirlen und mit Salz und Pfeffer würzen.

Zum Schluss die Eier zum Gemüse geben, durchrühren, und wenn die Eiermasse zu stocken beginnt, vorsichtig das Ganze in den oberen Teil der Pfanne schieben, zu einem Omelett formen, teilen und auf zwei Tellern anrichten.

Geschnetzelte Entenbrust in Sherrysoße

Zutaten für 2 Personen
200 g Rosenkohl
Salz
1 Zwiebel
320 g Entenbrust ohne Haut
2 EL Kokosöl
Pfeffer aus der Mühle
80 g Trockenfrüchte (Aprikosen, Pflaumen, Äpfel, Ananas)
2 cl trockener Sherry
200 ml Geflügelfond
100 ml Sahne

Zubereitung

Den Rosenkohl putzen, Strunke unten kreuzweise einschneiden und größere Röschen halbieren. Den Rosenkohl in kochendem Salzwasser fünf Minuten blanchieren, in ein Sieb abschütten, kalt abschrecken und abtropfen lassen.

Die Zwiebel abziehen und in kleine Würfel schneiden. Die Entenbrust kalt abbrausen, trocken tupfen und in Streifen schneiden. Das Kokosöl in einer beschichteten Pfanne erhitzen und
die Entenbruststreifen darin von beiden Seiten anbraten. Mit
Salz und Pfeffer aus der Mühle würzen.

Die Trockenfrüchte klein schneiden, mit den Zwiebelwürfeln
dazugeben und mit anbraten. Mit Sherry, dem Geflügelfond
und der Sahne ablöschen und etwa eine Viertelstunde bei
mittlerer Hitze köcheln lassen. Zum Schluss den Rosenkohl
dazugeben und das Ganze mit Salz und Pfeffer abschmecken.

Wokgemüse mit Pangasius und Kokos

Zutaten für 2 Personen
300 g Pangasiusfilet
200 g Blumenkohl
2 Karotten
50 g Zuckerschoten
50 g Champignons
200 g grüner Spargel
2 EL Kokosöl
Salz
Pfeffer aus der Mühle
Saft von 1 Limette
4 EL Sojasoße
1 Msp. Sambal Oelek
2 EL Kokoschips

Zubereitung

Das Pangasiusfilet kalt abbrausen und in Stücke schneiden. Blumenkohl putzen, in Röschen teilen und in dünne Scheiben schneiden. Karotten, Zuckerschoten und Champignons putzen und klein schneiden. Den Spargel unten schälen und ebenfalls in dünne Scheiben schneiden.

Kokosöl in einem Wok oder einer beschichteten Pfanne erhitzen. Das Pangasiusfilet salzen, pfeffern und darin rundherum braten, herausnehmen und warm stellen. Den Blumenkohl darin einige Minuten kräftig anbraten.

Das restliche Gemüse zugeben und unter Wenden etwa zehn Minuten braten. Dann den Fisch dazugeben und mit Limettensaft, Sojasoße und Sambal Oelek kräftig abschmecken. Das Ganze auf zwei Tellern anrichten und mit Kokoschips bestreuen.

Asiatischer Nudelsalat mit Shrimps

Zutaten für 2 Personen

80 g Glasnudeln
Salz
120 g Shrimps (küchenfertig)
1 rote Paprikaschote
1 Karotte
100 g Bambussprossen (Glas)
1 Zucchini
2 Lauchzwiebeln
20 g getrocknete Mu-Err-Pilze (eingeweicht und gekocht)
1 TL Kokosflocken
1 EL Mangochutney
½ TL Chilisoße
2 TL Weißweinessig
2 EL Kokosöl

1 EL Sojasoße
Zucker

Zubereitung

Die Glasnudeln in kochendem Salzwasser etwa 30 Minuten gar ziehen lassen. In ein Sieb abschütten, kalt abbrausen und abtropfen lassen. Die Shrimps in Salzwasser etwa vier Minuten kochen, in ein Sieb abschütten und abtropfen lassen.

Die Paprikaschote putzen, entkernen, waschen und das Fruchtfleisch in Würfel schneiden. Die Karotte schälen und ebenfalls würfeln. Die Bambussprossen abtropfen lassen und klein schneiden.

Die Zucchini putzen, der Länge nach vierteln und in Scheibchen schneiden. Die Lauchzwiebeln putzen und in dünne Scheiben schneiden. Alle Zutaten mit den Pilzen in eine Schüssel geben und locker miteinander vermischen.

In einer kleinen Schüssel für das Dressing Kokosflocken, Mangochutney, Chilisoße, Weißweinessig, Kokosöl, Sojasoße und 1 Prise Zucker verrühren.

Das Dressing über die Salatzutaten gießen, alles vorsichtig durchmischen und den Salat zum Schluss mit Salz, Zucker und Pfeffer süßsauer abschmecken.

Geflügel

Ingwer-Poularde mit Peperoni-Linsen-Salat

Zutaten für 4 Personen

Für die Poularde

1 Poularde (etwa 1,5 kg)

2 EL Kokosöl

50 g Ingwer

1 TL Chilipulver

1 Rosmarinzweig

1 Thymianzweig

Salz

Pfeffer aus der Mühle

Für den Salat

50 g Beluga-Linsen

4 milde, lange Peperoni

1 Schalotte

1 Karotte

1 Knoblauchzehe

100 g Knollensellerie

300 ml Geflügelbrühe

1 EL Kokosöl

1 EL weißer Balsamicoessig

1/2 TL Bohnenkraut

Salz

Pfeffer aus der Mühle

Zubereitung

Die Beluga-Linsen etwa drei Stunden in einer Schüssel mit kaltem Wasser einweichen und quellen lassen. Den Ingwer schälen, fein hacken und mit Chili und Kokosöl in einer Schüssel zu einer Marinade verrühren. Die Poularde waschen, trocken tupfen und mit der Marinade einreiben.

Anschließend die Poularde in einen Schmortopf geben und mit Salz und Pfeffer würzen. Rosmarin und Thymian dazugeben und die Poularde bei 200° C (Gasherd: Stufe 3) im Backofen auf der mittleren Schiene etwa 1 Stunde garen.

Inzwischen einen Liter Salzwasser in einem Topf erhitzen und die gequollenen Linsen darin etwa zehn Minuten garen. Linsen in ein Sieb gießen und beiseitestellen. Die Peperoni putzen, Kerne entfernen und klein schneiden. Sellerie und Karotten schälen, waschen und fein würfeln. Knoblauch und die Schalotte abziehen und ebenfalls fein würfeln.

Kokosöl in einem Topf erhitzen und Peperoni, Sellerie, Karotten, Knoblauch und Schalotten zufügen und darin anschwitzen. Mit der Geflügelbrühe aufgießen. Anschließend das Ganze bei niedriger Temperatur etwa zehn Minuten weiterköcheln lassen, bis die Geflügelbrühe reduziert ist.

Das Gemüse aus der Pfanne nehmen und in eine Salatschüssel füllen. Mit Balsamicoessig, Kokosöl, Bohnenkraut, Salz und Pfeffer abschmecken. Die Linsen unterheben und den Salat gut vermischen.

Die Poularde aus dem Ofen nehmen. Keulen-, Flügel- und Brustfleischstücke auf vier Teller verteilen und zusammen mit dem Linsen-Peperoni-Salat servieren.

Putenfrikadellen auf Fenchelgemüse

Zutaten für 2 Personen

1 gelbe Paprikaschote
2 Fenchelknollen
1 Zwiebel
4 EL Kokosöl
360 g Putenhackfleisch
2–3 EL Paniermehl
1 EL gehackte Petersilie
1 EL Schnittlauchröllchen
1 Ei
Salz
Pfeffer aus der Mühle
½ TL Zucker
1 TL Currypulver
250 ml Geflügelbrühe

Zubereitung

Die Paprikaschote putzen, entkernen, waschen und in dünne Streifen schneiden. Den Fenchel waschen, putzen, den Wurzelansatz entfernen und ebenfalls in dünne Streifen schneiden. Die Zwiebel abziehen, fein würfeln und in einem Esslöffel Kokosöl anbraten.

Das Putenhackfleisch mit dem Paniermehl in eine Schüssel geben. Gehackte Petersilie, Schnittlauch, die Zwiebeln und das Ei dazugeben und gut vermengen. Das Hackfleisch mit Salz und Pfeffer würzen, Frikadellen formen und in zwei Esslöffeln heißem Kokosöl von beiden Seiten knusprig braten.

Inzwischen für das Gemüse einen Esslöffel Kokosöl erwärmen, Fenchel und Paprikaschoten dazugeben und unter Rühren anbraten. Den Zucker darüberstreuen und karamellisieren lassen. Currypulver zufügen und gleich mit Geflügelbrühe aufgießen.

Das Gemüse aufkochen lassen und in etwa zehn Minuten weich dünsten. Zum Schluss mit Salz und Pfeffer abschmecken und das Gemüse mit den Putenfrikadellen auf Tellern anrichten.

Putenmedaillons im Kräutermantel mit Kokosdip

Zutaten für 4 Personen
Für den Kokosdip
250 g Joghurt
40 g Kokosflocken
2 EL Kokosöl
2 EL Zitronensaft
1 EL Zucker
Salz
weißer Pfeffer aus der Mühle
Für die Medaillons
600 g Putenbrust
80 g Toastbrot
2 Eier
1 Bund Petersilie
4 EL Kokosöl
Salz
weißer Pfeffer aus der Mühle

Zubereitung
Für den Dip die Kokosflocken in einer kleinen Pfanne ohne Fettzugabe anrösten. Den Joghurt mit dem Zitronensaft in einer Schüssel verrühren. Mit Zucker, Salz und Pfeffer würzen. Danach das Kokosöl und die gerösteten Kokosflocken unterrühren und das Ganze etwa 15 Minuten durchziehen lassen. Für die Medaillons das Toastbrot im Mixer zu Bröseln zerklei-

nern. Die Petersilie waschen, die Blättchen von den Stängeln abzupfen und fein schneiden. Anschließend die Petersilie zu den Bröseln in den Mixer geben. Alles erneut kurz mixen.

Die Eier in einem tiefen Teller verquirlen. Die Kräuterbrösel auf einem flachen Teller ausstreuen. Das Putenfleisch kalt abbrausen, trocken tupfen und in zwei Zentimeter dicke Medaillons schneiden. Die Medaillons mit Salz und Pfeffer würzen. Danach die Fleischstücke durch die verquirlten Eier ziehen und anschließend beidseitig in den Kräuterbröseln wenden.

Das Kokosöl in einer Pfanne erhitzen und die Medaillons darin bei geringer Hitzezufuhr von beiden Seiten in etwa 15 Minuten goldbraun anbraten. Die Medaillons aus der Pfanne nehmen und mit dem Kokosdip auf vier Tellern anrichten.

Wrap mit Kokoshähnchen und Gemüse

Zutaten für 2 Personen

6 Blätter Kopfsalat
1 rote Paprikaschote
100 g weißer Spargel, gegart (Glas)
200 g Hähnchenbrustfilet
Salz
Pfeffer aus der Mühle
40 g Kokosflocken
1 EL Kokosöl
2 Tortilla-Wraps
100 g Frischkäse
1 TL Meerrettich (Glas)

Zubereitung

Den Kopfsalat waschen und trocken schleudern. Die Paprikaschote putzen, entkernen, waschen und in Streifen schneiden. Den Spargel in ein Sieb legen und abtropfen lassen.

Die Hähnchenbrust kalt abbrausen, trocken tupfen und in Streifen schneiden. Mit Salz und Pfeffer würzen, in den Kokosflocken wenden und in einer Pfanne mit heißem Kokosöl von allen Seiten bei mittlerer Temperatur braten. Herausnehmen und auf Küchenpapier legen.

Die Tortilla-Wraps nach Packungsanleitung nacheinander in einer Pfanne erhitzen, herausnehmen und nebeneinander auf die Arbeitsplatte legen.

Den Frischkäse mit Meerrettich verrühren und mit Salz und Pfeffer kräftig würzen. Die Tortilla-Wraps damit bestreichen. Mit Salat, Hähnchenbrust, Paprikastreifen und Spargel belegen, einrollen und schräg durchschneiden. Die Wraps dekorativ anrichten.

Gewokte Ente mit Zucchini-Paprikagemüse

Zutaten für 2 Personen
1 Zucchini
1 rote Zwiebel
3 Paprikaschoten (rot, gelb, grün)
2 Frühlingslauch
400 g Flugentenbrust (ohne Knochen)
Salz
Pfeffer aus der Mühle
2 EL Kokosöl
1 Knoblauchzehe
1 cm Ingwer
1 EL Kokoschips
2 EL Sojasoße
etwas Chilipulver

Zubereitung

Die Zucchini putzen, zuerst in Scheiben, dann in Streifen schneiden. Die Zwiebel abziehen und in Streifen schneiden. Die Paprikaschoten putzen, entkernen, waschen und das Fruchtfleisch ebenfalls in Streifen schneiden.

Den Frühlingslauch putzen und in dünne Scheiben schneiden. Die Entenbrust kalt abbrausen, trocken tupfen und in dünne Streifen schneiden. Das Kokosöl in einem Wok oder einer beschichteten Pfanne erhitzen. Die Entenbrust mit Salz und Pfeffer würzen und im Wok rundherum anbraten, herausnehmen und warm stellen.

Den Knoblauch abziehen, den Ingwer schälen, beides in dünne Streifen schneiden und im Wok anrösten. Zucchini, Zwiebeln, Lauchzwiebeln und Paprikaschoten dazugeben und mitbraten. Entenbruststreifen wieder zufügen und unter Rühren rundherum gut anbraten.

Kokoschips und Sojasoße dazugeben und das Ganze einige Minuten fertig garen. Zum Schluss mit Salz, Pfeffer und Chilipulver pikant abschmecken und anrichten.

Fleisch

Schweinefilet mit Paprika-Orangen-Gemüse

Zutaten für 2 Personen

2 Orangen
1 rote Paprikaschote
1 grüne Paprikaschote
2 EL Kokosöl
1 Knoblauchzehe
1 cm Ingwerwurzel
2 EL Mangochutney
200 ml Orangensaft
Salz
Pfeffer aus der Mühle
320 g Schweinefilet

Zubereitung

Die Orangen oben und unten begradigen, auf die Arbeitsfläche stellen und dick abschälen. Die geschälten Orangen in die hohle Hand legen, mit einem scharfen Messer beidseitig an den weißen Zwischenhäuten keilförmig zur Mitte hin schneiden und die Filets herausnehmen.

Die Paprikaschoten putzen, entkernen, waschen und in dünne Streifen schneiden. Einen Esslöffel Kokosöl in einer Pfanne erwärmen und die Paprikaschoten darin angehen lassen. Die Orangenfilets dazugeben und untermengen.

Die Knoblauchzehe abziehen, den Ingwer schälen und beides durch eine Knoblauchpresse dazudrücken. Mangochutney und den Orangensaft dazugeben und aufkochen lassen. Zum Schluss das Paprika-Orangen-Gemüse mit Salz und Pfeffer abschmecken.

Das Schweinefilet unter fließendem kaltem Wasser abbrausen, trocken tupfen und in vier Scheiben schneiden. Mit der Hand leicht flach drücken und von beiden Seiten mit Salz und Pfeffer würzen.

Das übrige Kokosöl in einer Pfanne erhitzen und das Schweinefilet darin von beiden Seiten auf den Punkt braten. Das Gemüse auf Teller verteilen und das Schweinefilet darauf anrichten.

Kalbsgeschnetzeltes mit Tagliatelle

Zutaten für 2 Personen
120 g Tagliatelle
Salz
Pfeffer aus der Mühle
1 rote Zwiebel
2 Karotten
1 Zucchini
1 Kräuterbund (Schnittlauch, Petersilie, Dill)
300 g Kalbfleisch (Oberschale)
2 EL Kokosöl
200 ml Kalbsfond
100 ml Sahne
1 TL Körnersenf
80 g Champignons
1 TL Zitronensaft
½ Knoblauchzehe

Zubereitung

Die Tagliatelle nach Packungsanleitung in reichlich Salzwasser garen, in ein Sieb abschütten, mit kaltem Wasser abbrausen und abtropfen lassen. Die Zwiebel abziehen, Karotten schälen, die Zucchini putzen und das Gemüse in dünne Streifen schneiden.

Die Kräuter abbrausen, trocken schütteln und fein hacken. Das Kalbfleisch unter fließendem kaltem Wasser abbrausen, trocken tupfen und zuerst in Scheiben, dann in Streifen schneiden. Das Fleisch mit Salz und Pfeffer würzen.

Einen Esslöffel Kokosöl in einer Pfanne erhitzen und das Kalbfleisch darin unter Rühren anbraten. Das vorbereitete Gemüse dazugeben und mitbraten. Mit Kalbsfond und Sahne aufgießen und aufkochen lassen. Das Ganze bei mittlerer Hitze etwa zehn Minuten garen. Mit den Kräutern verfeinern und mit Körnersenf, Salz und Pfeffer abschmecken.

Inzwischen die Champignons mit einem feuchtem Tuch oder Küchenkrepp abreiben und in dünne Scheiben schneiden. Einen Esslöffel Kokosöl in einer Pfanne erwärmen und die Champignons darin anbraten.

Die Tagliatelle dazugeben, erhitzen und mit wenig Zitronensaft, zerdrücktem Knoblauch, Salz und Pfeffer abschmecken. Die Champignonnudeln auf Teller verteilen und das Geschnetzelte dazu anrichten.

Leberspießchen mit Salbei in Kokosöl gebraten

Zutaten für 2 Personen
300 g Kalbsleber
40 g Frühstücksspeck
1 rote Paprikaschote
1 grüne Paprikaschote

1 Bund Salbei

1 EL Kokosöl

Salz

Pfeffer aus der Mühle

2 Essiggurken

200 ml Kalbsfond

100 ml Sahne

4 Holzspieße

Zubereitung

Die Kalbsleber kalt abbrausen, trocken tupfen und in große Würfel schneiden. Die Leberwürfel in dünn geschnittenen Frühstücksspeck einwickeln. Die Paprikaschoten putzen, entkernen, waschen und in Stücke schneiden.

Salbei waschen, trocken tupfen und die Blätter abzupfen. Holzspieße in Wasser einweichen. Abwechselnd die in Frühstücksspeck gewickelten Leberwürfel mit Salbei umlegen und mit den Paprikastücken aufspießen.

Das Kokosöl erhitzen und die Leberspieße darin rundherum anbraten. Mit Pfeffer aus der Mühle würzen und zum Schluss salzen. Die Essiggurke klein würfeln und zufügen. Den Kalbsfond und die Sahne dazugießen und aufkochen lassen. Die Soße mit Salz und Pfeffer abschmecken.

Würziges Rindfleisch-Saté

Zutaten für 2 Personen

300 g Rinderfilet

2 EL Sojasoße

3 EL Kokosöl

¼ TL Currypulver

Pfeffer aus der Mühle

1 Zwiebel

1 Fenchel

1 Nelke

5 Knoblauchzehen

100 ml Kokosmilch

150 ml Geflügelbrühe

4 Holzspieße

2 cm Ingwer

Salz

1 TL Zucker

4 EL Ketchup

1 TL Weißweinessig

ein wenig Chilipulver

Zubereitung

Das Rinderfilet kalt abbrausen, trocken tupfen und in Würfel schneiden. Aus Sojasoße, einem Esslöffel Kokosöl, Currypulver und Pfeffer eine Marinade rühren und die Filetwürfel darin wenden. Anschließend mit Frischhaltefolie abdecken und im Kühlschrank zehn Minuten marinieren lassen.

Für die Soße einen Esslöffel Kokosöl erhitzen. Die Zwiebel abziehen, Fenchel putzen, beides klein würfeln und im Kokosöl anbraten. Die Nelke dazugeben. Zwei Knoblauchzehen abziehen und durch eine Knoblauchpresse dazudrücken. Mit der Kokosmilch und der Geflügelbrühe aufgießen und aufkochen lassen. Die Nelke entfernen, die Soße pürieren und abschmecken.

Die Holzspieße in kaltem Wasser einweichen. Den übrigen Knoblauch abziehen, Ingwer schälen und in Scheiben schneiden. Knoblauch, Ingwer und das vorbereitete Rinderfilet abwechselnd auf die Spieße stecken und salzen.

Einen Esslöffel Kokosöl in einer Pfanne erhitzen und die Spieße darin rundherum rasch braten. Aus Ketchup, Zucker, Weißweinessig und Chilipulver einen Dip rühren. Die Soße auf

Teller verteilen, die Spieße daraufsetzen und mit dem Dip umgießen.

Involtini vom Rind (Rinderröllchen) mit Wurzelgemüse

Zutaten für 4 Personen

100 ml Milch

2 EL Kokosöl

250 g Weißbrot

1 Ei

2 EL gehackte Blattpetersilie

Salz

Pfeffer aus der Mühle

8 Scheiben Rinderhüfte à 60 g

2 Petersilienwurzeln

4 Karotten

1 Kohlrabi

4 Zwiebeln

2 EL Kokosöl

800 ml Gemüsebrühe

Zubereitung

Die Milch mit dem Kokosöl erhitzen. Das Weißbrot in Würfel schneiden und mit der Milch übergießen. Ei und fein geschnittene Blattpetersilie hinzufügen und die Masse mit Salz und Pfeffer würzen.

Petersilienwurzeln, Karotten und Kohlrabi schälen und in kleine Stücke schneiden. Die Zwiebeln abziehen und in Spalten schneiden. Die Rinderhüfte plattieren (zwischen Frischhaltefolie flach klopfen), salzen, pfeffern, etwas von der Brotfüllung darauf geben, einrollen und mit Küchengarn binden.

Die Röllchen in heißem Kokosöl rundherum anbraten. Das vorbereitete Gemüse zu den Röllchen geben, mit der Gemüsebrühe aufgießen und das Ganze etwa 50 Minuten schmoren lassen. Bei Bedarf etwas Wasser nachgießen.

Die Soße mit Salz und Pfeffer abschmecken, das Gemüse und die Involtini (Röllchen) auf Tellern anrichten. Zum Schluss die Soße über die Rinderröllchen gießen.

Schmorgemüse mit Scheiben vom Rindersteak

Zutaten für 4 Personen
600 g Rinderhüfte (Steakscheibe)
Salz
Pfeffer aus der Mühle
4 EL Kokosöl
2 Artischocken
200 g Knollensellerie
2 Karotten
6 Schalotten
1 Rosmarinzweig
frisch geriebener Muskat
½ TL Zucker
500 ml kräftiger Rinderfond
1 Bund Blattpetersilie

Zubereitung

Die Rinderhüfte waschen und mit Salz und Pfeffer würzen. Zwei Esslöffel Kokosöl in einer Pfanne erhitzen und das Fleisch darin von allen Seiten kräftig anbraten. Anschließend die an-gebratene Rinderhüfte in eine Auflaufform geben. Das Fleisch im Backofen zunächst etwa zehn Minuten bei 200° C (Gasherd: Stufe 3) und anschließend etwa 90 Minuten bei maximal 90° C Umluft garen.

Für das Schmorgemüse die äußeren, sehr harten Blätter der Artischocken entfernen, sodass die Artischockenherzen frei liegen. Artischockenherzen und Sellerieknolle waschen und in walnussgroße Stücke schneiden. Karotten schälen und in Scheiben schneiden.

Die Schalotten abziehen und klein schneiden, den Rosmarin waschen und die Blättchen abzupfen.

Zwei Esslöffel Kokosöl in einem Wok oder einer beschichteten Pfanne erwärmen und Artischocken, Sellerie, Karotten, Schalotten zusammen mit dem Rosmarin dazugeben und unter Rühren von allen Seiten gut anbraten. Das Ganze mit Salz, Pfeffer, Muskat und Zucker würzen.

Anschließend mit der Hälfte des Rinderfonds ablöschen und etwa fünf Minuten weiterköcheln lassen. Danach den restlichen Fond hinzugeben und das Ganze bissfest garen. Blättchen der Petersilie abzupfen, waschen und dazugeben. Das Schmorgemüse mit Salz und Pfeffer abschmecken und auf Teller verteilen. Das Fleisch herausnehmen, in Scheiben schneiden und auf dem Gemüse anrichten.

Paprikagemüse mit Korianderbällchen

Zutaten für 2 Personen
400 g Paprikaschoten (rot, gelb, grün)
2 Fleischtomaten
3 EL Kokosöl
1 Kräuterbund (Rosmarin, Thymian, Bohnenkraut)
Salz
Pfeffer aus der Mühle
1 Knoblauchzehe
1 Schuss Balsamicoessig
300 g Rinderhackfleisch
1 EL gehacktes Koriandergrün
1 Ei
2 EL Paniermehl

Zubereitung

Die Paprikaschoten putzen, entkernen, waschen und in mund-gerechte Stücke schneiden. Die Fleischtomaten brühen, ab-ziehen, entkernen und das Fruchtfleisch in Streifen oder Wür-fel schneiden.

Zwei Esslöffel Kokosöl in eine Pfanne geben und die vorbe-reiteten Paprikaschoten darin anbraten. Die Kräuter waschen, trocken schütteln, fein hacken und dazugeben. Mit Salz und Pfeffer würzen.

Den Knoblauch abziehen, klein schneiden und zufügen. Zum Schluss die Tomaten dazugeben und mit erhitzen. Das Papri-kagemüse mit einem Schuss Balsamicoessig, Salz und Pfeffer abschmecken.

Inzwischen das Hackfleisch in eine Schüssel geben und mit dem Koriandergrün, dem Ei und dem Paniermehl vermengen. Die Masse mit Salz und Pfeffer würzen.

Das übrige Kokosöl in einer beschichteten Pfanne erhitzen, aus der Hackmasse kleine Bällchen formen und diese darin rundherum knusprig braten. Das Paprikagemüse auf Tellern anrichten und die Korianderbällchen darauf setzen.

Chinakohlröllchen mit asiatischer Füllung

Zutaten für 2 Personen
6 Chinakohlblätter
Salz
2 Karotten
200 g Lauch (Porree)
1 rote Paprikaschote
1 grüne Paprikaschote
60 g Bambussprossen (Glas)
4 getrocknete Mu-Err-Pilze
300 g Rinderhüfte

Pfeffer aus der Mühle

2 EL Kokosöl

1 cm Ingwerwurzel

1 Knoblauchzehe

3 EL Sojasoße

1 EL Mangochutney

1 rote Chilischote

1 EL Zucker

Zubereitung

Die Chinakohlblätter in Salzwasser blanchieren, herausnehmen, mit kaltem Wasser abschrecken und mit Küchenkrepp trocknen. Karotten, Lauch und Paprikaschoten je nach Art putzen, waschen, entkernen, schälen und in kleine Würfel oder Streifen schneiden.

Die Bambussprossen in feine Streifen schneiden. Die Mu-Err-Pilze etwa zehn Minuten in warmem Wasser einweichen. Das Rindfleisch kalt abbrausen, trocken tupfen, fein schnetzeln und mit Salz und Pfeffer würzen.

Einen Esslöffel Kokosöl in einer Pfanne erhitzen und das Fleisch darin rundherum anbraten. Das vorbereitete Gemüse, die Bambussprossen und die Mu-Err-Pilze dazugeben und mit anbraten.

Den Ingwer schälen, feinblättrig schneiden und zufügen. Knoblauch abziehen und durch eine Knoblauchpresse dazudrücken. Das Ganze mit Sojasoße, Mangochutney, fein gehackter Chilischote und Zucker süßsauer abschmecken und etwa zehn bis zwölf Minuten unter Rühren durchgaren.

Die Füllung auf die flach ausgelegten Chinakohlblätter verteilen, zusammenrollen und in eine Pfanne mit dem übrigen Kokosöl setzen. Die Chinakohlröllchen rundherum leicht anbraten und dann sofort anrichten.

Chinesische Pilz-Gemüse-Pfanne mit Kokos

Zutaten für 2 Personen

2 Karotten
1 Zucchini
1 Knollenfenchel
1 rote Paprikaschote
1 grüne Paprikaschote
4 getrocknete Mu-Err-Pilze
100 g Shiitakepilze
100 g Austernpilze
1 Zwiebel
200 g Rinderfilet
1 EL Kokosöl
120 g gekochte Glasnudeln
1 Knoblauchzehe
1 cm Ingwerwurzel
1 kleine Chilischote
4 EL Sojasoße
Mangochutney
2 EL Kokoschips
Salz
Pfeffer aus der Mühle

Zubereitung

Die Karotten schälen, die Zucchini und den Fenchel putzen und waschen. Die Paprikaschoten putzen, entkernen und waschen. Das vorbereitete Gemüse in dünne Streifen schneiden und beiseitestellen.

Die Mu-Err-Pilze in Wasser einweichen und anschließend klein schneiden. Die Shiitakepilze und Austernpilze mit Küchenkrepp abreiben und klein schneiden. Die Zwiebel abziehen und in feine Streifen schneiden. Das Rinderfilet kalt abbrausen, trocken tupfen, in Streifen schneiden und mit Salz und Pfeffer würzen.

In einer Pfanne das Kokosöl erhitzen und das Fleisch, das Gemüse, die Zwiebeln und die Pilze darin anschwitzen. Die gekochten Glasnudeln dazugeben und unterrühren. Den Knoblauch abziehen, in Streifen schneiden und dazugeben.

Die Ingwerwurzel schälen und durch die Knoblauchpresse dazudrücken. Die Chilischote klein hacken und mit Mangochutney, der Sojasoße und den Kokoschips dazugeben. Das Ganze gut durcherhitzen und zum Schluss mit Salz und Pfeffer abschmecken.

Chilifilet mit Kokos aus dem Wok

Zutaten für 4 Personen
500 g Schweinefilet
Salz
Pfeffer aus der Mühle
2 Knoblauchzehen
30 g Ingwerwurzel
2 rote Chilischoten
1 Bund Lauchzwiebeln
2 Bio-Limetten
1 Kräuterbund (Minze, Koriander, Basilikum, Thymian)
4 EL Kokosöl
60 g Cashewkerne
2 EL Kokosflocken

Zubereitung
Das Schweinefilet kalt abbrausen, trocken tupfen und in dünne Streifen schneiden. Anschließend mit Salz und Pfeffer aus der Mühle würzen und beiseitestellen. Den Knoblauch abziehen, den Ingwer schälen und beides klein hacken.

Die Chilischoten entkernen, waschen und fein würfeln. Die Lauchzwiebeln putzen, waschen und in dünne Scheiben schneiden. Die Limetten heiß abwaschen, trocken tupfen und die Schalen abreiben. Anschließend die Limetten halbieren und den Saft auspressen. Die Kräuter kalt abbrausen, trocken schütteln und klein hacken.

In einem Wok oder einer beschichteten Pfanne zwei Esslöffel Kokosöl erhitzen. Das Fleisch darin rundum gut durchbraten. Das Fleisch und den Bratensaft in eine Schüssel geben und beiseitestellen.

Den Wok oder die Pfanne auswischen und das übrige Kokosöl darin erhitzen. Den Knoblauch, den Ingwer und die Chili hineingeben und darin unter Rühren kurz anbraten. Die Lauchzwiebeln und die Cashewkerne zugeben und mitbraten. Die Kräuter waschen, trocken schütteln und klein hacken.

Das Schweinefilet und den Bratensaft dazugeben und unter Rühren mit erhitzen. Zum Schluss die Limettenschale, den Limettensaft, die Kokosraspeln und die Kräuter unterrühren und mit Salz und Pfeffer würzig abschmecken.

Teigwaren und Reis

Tagliatelle mit Pilzen und Kokos

Zutaten für 4 Personen
500 g Tagliatelle
Salz
2 Schalotten
200 g Champignons
200 g Austernpilze
2 EL Kokosöl
200 g Sahne
Pfeffer aus der Mühle
100 ml Geflügelbrühe
1 Kräuterbund (Petersilie, Kerbel, Schnittlauch, Dill)
1 EL Kokoschips

Zubereitung
Die Tagliatelle in reichlich Salzwasser bissfest garen, in ein Sieb
abschütten, kurz mit kaltem Wasser abschrecken und abtropfen lassen. Die Schalotten abziehen und fein würfeln, die Pilze abreiben und in dünne Scheiben bzw. Streifen schneiden.
Das Kokosöl in einer Pfanne erwärmen, die Schalotten und Pilze dazugeben und darin garen. Leicht salzen, mit der Sahne
auffüllen und die Tagliatelle dazugeben. Mit Salz und Pfeffer
würzen und mit der Geflügelbrühe aufgießen.
Das Ganze etwas einkochen lassen, die Kräuter waschen, trocken schütteln, fein hacken und dazugeben. Die Tagliatelle

abschmecken, auf Tellern anrichten und mit den Kokoschips bestreuen.

Pikant gefüllte Nudeltaschen auf Tomaten-Kokos-Ragout

Zutaten für 4 Personen
Nudeltaschen
300 g Mehl
3 Eier
Salz
etwas Wasser
Füllung
150 g Quark
2 Eier
80 g Paniermehl
Salz
Pfeffer aus der Mühle
geriebene Muskatnuss
Ragout
1 Zwiebel
2 Tomaten
2 Zucchini
1 EL Kokosöl
2 EL Kokosflocken
125 ml Gemüsebrühe
Salz
Pfeffer aus der Mühle
1 Kräuterbund

Zubereitung
Das Mehl in eine Schüssel sieben, eine Mulde eindrücken und Eier und Salz hineingeben. Mit dem Mehl verrühren, mit bei-

den Händen das Mehl von außen nach innen über dem flüssigen Teig verteilen und vollständig einarbeiten. Ist der Teig zu fest, etwas Wasser dazugeben. Etwa zehn bis 15 Minuten kneten, bis der Teig glatt und fest ist. In Folie einwickeln und 30 Minuten ruhen lassen.

Inzwischen für das Ragout die Zwiebel abziehen und fein würfeln. Die Tomaten überbrühen, abziehen, entkernen und das Fruchtfleisch würfeln. Die Zucchini waschen und in Scheiben schneiden. In einem Topf einen Esslöffel Kokosöl erhitzen und die Zwiebel darin anschwitzen. Tomaten, Zucchini und Kokosflocken dazugeben, mit Brühe ablöschen. Die Kräuter waschen, trocken schütteln und fein hacken. Das Ragout etwa 15 Minuten schmoren, mit Salz, Pfeffer und den Kräutern abschmecken.

Für die Nudeltaschenfüllung den Quark mit einem Ei und dem Paniermehl verrühren und mit Salz, Pfeffer und Muskat würzig abschmecken. Den Nudelteig zu zwei dünnen Teigplatten ausrollen. Eine Teigplatte im Abstand von etwa fünf Zentimetern mit je einem Teelöffel Füllung belegen. Ein Ei verquirlen, die Zwischenräume damit bestreichen. Die andere Teigplatte darüberlegen und zwischen den Füllungen gut andrücken. Mit einem Teigrädchen Quadrate ausrädeln. Die Nudeltaschen in reichlich kochendem Salzwasser etwa acht Minuten garen. In ein Sieb abgießen und in einer Pfanne mit heißem Kokosöl schwenken. Zum Schluss die Nudeltaschen mit dem Tomaten-Kokos-Ragout anrichten.

Gemüsespaghetti mit Kokos

Zutaten für 2 Personen
180 g Spaghetti
Salz
2 Zucchini

2 Karotten

250 ml Gemüsebrühe

1 EL Kokosöl

Pfeffer aus der Mühle

1 Prise Muskat

1 EL gehackte Kräuter

2 EL Kokoschips

Zubereitung

Die Spaghetti nach Packungsanleitung in reichlich Salzwasser bissfest garen. Die Zucchini putzen, waschen und trocken tupfen. Die Karotten waschen und schälen. Mit einer Gemüse-Spaghetti-Maschine zu feinen Streifen verarbeiten. Alternativ beides erst längs in dünne Scheiben, dann in dünne Streifen schneiden.

Die Gemüsebrühe aufkochen und das Gemüse darin einige Minuten blanchieren. Kräuter waschen, trocken schütteln und fein hacken.

Das Kokosöl in einer Pfanne erwärmen, Gemüsestreifen und die gegarten Spaghetti dazugeben und vermischen. Mit Salz, Pfeffer und einer Prise Muskat würzen. Die gehackten Kräuter und die Kokoschips darüberstreuen und anrichten.

Pikante Pizzaecken mit Tomatensalat

Zutaten für 4 Personen

300 g Schältomaten

1 Zwiebel

3 EL Kokosöl

1 Bund Basilikum

1 Zweig Thymian

Salz

Zucker

Pfeffer aus der Mühle

2 Knoblauchzehen

2 EL Kapern

8 Sardellenfilets

200 g Thunfisch (Dose)

2 Kugeln Mozzarella (à 125 g)

500 g Pizzateig (Fertigteig)

500 g Tomaten

1 EL Rotweinessig

Zubereitung

Die Schältomaten klein hacken und in einen Topf geben. Die Zwiebel abziehen, in feine Würfel schneiden und mit einem Esslöffel Kokosöl dazugeben. Basilikum und Thymian waschen, fein hacken und dazugeben. Das Ganze mit Salz, Zucker und Pfeffer würzen und kurz aufkochen lassen.

Für den Belag die Knoblauchzehe abziehen, in dünne Scheiben schneiden und mit den Kapern in eine Schüssel geben. Die Sardellenfilets kalt wässern, trocken tupfen und klein schneiden. Den Thunfisch in Stücke schneiden und mit den Sardellen zu den anderen Zutaten geben.

Den Mozzarella in feine Blättchen schneiden. Den Pizzateig dünn ausrollen und in zwölf gleichmäßige Ecken schneiden. Die eingekochte Tomatenmischung daraufstreichen und den Belag darauf verteilen. Zum Schluss den Mozzarella darüberstreuen und im vorgeheizten Backofen bei 180° C (Gasherd: Stufe 2) etwa zwölf bis 15 Minuten knusprig backen.

Inzwischen die Tomaten waschen, Stielansätze herausschneiden und die Tomaten in Scheiben schneiden. Aus Rotweinessig, Salz, Pfeffer, den restlichen Esslöffeln Kokosöl und Basilikum ein Dressing rühren und den Tomatensalat damit anmachen.

Fettuccine mit Pilzen und Gemüse

Zutaten für 2 Personen

250 g Gemüse (Karotten, Kohlrabi, Lauch)
Salz
100 g Pfifferlinge
100 g kleine Champignons
½ TL gemahlener Kümmel
1 Zwiebel
1 Kräuterbund (Majoran, Dill, Petersilie)
2 EL Kokosöl
2 TL Mehl
2 EL Sahne
150 ml Gemüsebrühe
Pfeffer aus der Mühle
frisch geriebene Muskatnuss
250 g Fettuccine (Frischteignudeln)
Rucola zum Garnieren

Zubereitung

Die Karotten, den Kohlrabi und den Lauch je nach Art waschen, putzen, schälen und zuerst in lange, dünne Scheiben, dann in etwa einen halben Zentimeter breite Streifen schneiden. Die Gemüsestreifen in Salzwasser bissfest blanchieren, in ein Sieb abschütten und abtropfen lassen.
Die Pilze verlesen und in Salzwasser mit etwas gemahlenem Kümmel etwa fünf Minuten kochen. Kalt abschrecken und abtropfen lassen. Die Zwiebel abziehen und in feine Würfel schneiden. Die Kräuter abbrausen, trocken schütteln und fein hacken. Einen Esslöffel Kokosöl in einem Topf erwärmen und die Zwiebelwürfel darin ohne Farbe angehen lassen. Das Mehl dazugeben und unter ständigem Rühren die Sahne und die Gemüsebrühe dazugießen. Die Soße aufkochen lassen und Pilze

und Kräuter hinzufügen. Die Soße mit Salz, Pfeffer und wenig frisch geriebener Muskatnuss abschmecken.

Die Fettuccine nach Packungsanleitung in reichlich kochendem Salzwasser garen. Inzwischen in einer Pfanne das übrige Kokosöl erhitzen und die Gemüsestreifen darin erwärmen. Die Fettuccine mit einem Schaumlöffel aus dem Wasser schöpfen, abtropfen lassen und zum Gemüse geben.

Die Fettuccine mit dem Gemüse vermengen und mit Salz und Pfeffer abschmecken. Aus den Gemüsenudeln sechs Nester drehen, je Teller drei anrichten und mit der Pilzsoße umgießen. Rucola waschen, trocken schütteln und auf die Nudeln verteilen.

Kräuterpfannkuchen mit Kirschtomaten und Basilikum

Zutaten für 4 Personen
6 Eier
350 g Mehl
60 g Kokosöl (flüssig)
750 ml Milch
Salz
Pfeffer aus der Mühle
1 Bund Kräuter (Schnittlauch, Petersilie, Majoran)
200 g Kirschtomaten
2 EL Kokosöl
2 Stängel Basilikum

Zubereitung
Für die Kräuterpfannkuchen die Eier in eine Schüssel geben und mit Mehl, Kokosöl, Milch, Salz und Pfeffer zu einem glatten Teig verrühren. Die Kräuter waschen, verlesen, fein hacken und unter den Teig rühren. Anschließend den Teig 30 Minuten ruhen lassen.

Eine Crêpière (Crêpe-Pfanne) erhitzen und mit einer Schöpfkelle den Teig daraufgeben und zügig mit einem Teigrechen
verstreichen. Den Vorgang so lange wiederholen, bis der Teig
aufgebraucht ist. Die fertigen Kräuterpfannkuchen in etwa
zwei Zentimeter breite Streifen schneiden.
Die Kirschtomaten waschen, putzen und halbieren. In einer
Pfanne zwei Esslöffel Kokosöl erhitzen und die Kirschtomaten darin anschwenken, mit Salz und Pfeffer würzen, die Kräuterpfannkuchen dazugeben, durchschwenken und auf Tellern
anrichten. Mit jeweils einigen Basilikumblättchen garnieren.

Hausgemachte Lamm-Ravioli mit Kokos

Zutaten für 4 Personen
200 g Weizenmehl (Typ 550)
2 Eier
Salz
200 g Lammhackfleisch
2 Schalotten
2 EL Kokosflocken
½ TL Thymian
½ TL Piment gemahlen
Pfeffer aus der Mühle
Mehl zum Bestäuben
1 l Geflügelbrühe

Zubereitung
Das Mehl und die Eier mit einer Prise Salz zu einem festen Teig
verkneten. Den Teig in Frischhaltefolie einwickeln und 20 Minuten im Kühlschrank ruhen lassen.
In einer Schale das Lammhackfleisch mit zwei Esslöffeln Geflügelbrühe verrühren. Die Schalotten schälen, fein würfeln und
zum Fleisch dazugeben. Kokosflocken mit Thymian und Pi-

ment unter das Hackfleisch mischen und mit Salz und Pfeffer abschmecken.

Den Teig mit einem Nudelholz dünn ausrollen. Mit einem Messer etwa zehn Zentimeter lange und fünf Zentimeter breite Rechtecke ausschneiden.

Jeweils einen Esslöffel der Lammfleischmischung in die Mitte der Teigrechtecke geben. Die Teigränder mit Wasser befeuchten und vorsichtig aufeinanderklappen. Die Ravioli von beiden Seiten mit Mehl bestäuben.

Die restliche Geflügelbrühe kurz aufkochen lassen, die Ravioli dazugeben und etwa fünf Minuten kochen lassen. Wenn die Ravioli an der Oberfläche schwimmen, sind sie fertig.

Zum Schluss die Ravioli auf vier Teller verteilen. Mit etwas Kochsud anrichten.

Pikanter Zwiebelkuchen

Zutaten für 1 Form
350 g Mehl
250 g kaltes Kokosöl
1 Ei
1 Eigelb
1 Prise Salz
Muskatnuss
Belag
2 kg Zwiebeln
Salz
Pfeffer aus der Mühle
150 g Quark
100 g Mehl
4 Eigelbe
4 Eier
Kümmel

Zubereitung

Für den Mürbeteig Mehl sieben und mit dem Kokosöl, dem Ei und dem Eigelb, Salz, Muskat und etwas Wasser verkneten, sodass ein fester Teig entsteht. Den Teig in Frischhaltefolie einpacken und etwa 30 Minuten kalt stellen.

Inzwischen für die Füllung die Zwiebeln abziehen, in Streifen schneiden und in einem Topf mit Kokosöl und Speckwürfeln anschwitzen. Die Zwiebeln mit Salz und Pfeffer würzen und in eine Schüssel umfüllen. Den Quark, das Mehl, die Eigelbe und die Eier in die Schüssel dazugeben und vermengen.

Den Mürbeteig dünn ausrollen und Boden und Rand (etwa einen Zentimeter hoch) einer Springform damit auslegen. Anschließend zehn Minuten stehen lassen. Den Zwiebelbelag daraufgeben und mit Kümmel bestreuen. Das Ganze im vorgeheizten Backofen bei Umluft 180° C (Gasherd: Stufe 2) auf der mittleren Schiebe etwa 40 bis 50 Minuten knusprig backen.

Champignonrisotto mit Lauch

Zutaten für 2 Personen
250 g Lauch (Porree)
250 g Champignons
1 Bund glatte Petersilie
2 EL Kokosöl
200 g Arborio-Reis
1 l kräftige Gemüsebrühe
2 EL geriebener Parmesan
Salz
Pfeffer aus der Mühle

Zubereitung

Den Lauch der Länge nach halbieren und gründlich waschen, dann in dünne Scheiben schneiden. Die Champignons putzen, abreiben und ebenfalls in Scheiben schneiden. Die Petersilie waschen, trocken schleudern und fein hacken.

Das Kokosöl in einem großen Topf erhitzen und den Lauch und die Champignons darin bei mittlerer Hitze anbraten. Den Reis dazugeben und rühren, bis er glasig wird. Mit einem halben Liter Brühe aufgießen und bei mittlerer Hitze ständig rühren, bis die Flüssigkeit vollständig aufgesogen ist.

Das Ganze so oft wiederholen, bis die Gemüsebrühe aufgebraucht ist. In etwa 25 Minuten hat der Reis die gesamte Brühe aufgesaugt und ist cremig und weich. Zum Schluss Parmesan und Petersilie unter den Risotto mischen, mit Salz und Pfeffer abschmecken und anrichten.

Backen

Schokokuchen

Zutaten für 12 Stücke

300 g brauner Zucker
400 g Weizenmehl
50 g Gustin (Maisstärke)
5 EL Kakaopulver
50 g gemahlene Mandeln
1 Päckchen Vanillezucker
1 Päckchen Backpulver
150 ml Kokosöl
400 ml Kokosmilch
100 g Schokotropfen
200 g weiße Kuvertüre

Zubereitung

Den Zucker, das Mehl, das Kakaopulver, die gemahlenen Mandeln, den Vanillezucker, das Backpulver und die Schokotropfen in eine Schüssel geben und miteinander vermischen. Das Kokosöl und die Kokosmilch hinzufügen und alles zu einem glatten Teig verrühren. Bei Bedarf etwas Wasser zufügen.
Eine Backform (Durchmesser 26 Zentimeter) mit Kokosöl einstreichen und den Teig einfüllen. Im vorgeheizten Backofen bei 180° C (Gasherd: Stufe 2) eine Stunde backen. Anschließend den Kuchen herausnehmen und vollständig abkühlen lassen.

Die weiße Kuvertüre im Wasserbad schmelzen und den Kuchen damit einstreichen. Anschließend die Kuvertüre fest werden lassen.

Kalter Hund

Zutaten für 1 Kastenform
150 g Kokosöl (flüssig)
150 g Zartbitter-Kuvertüre
450 g Vollmilch-Kuvertüre
150 g Sahne
2 Päckchen Vanillezucker
100 g Puderzucker
1 Packung Butterkekse

Zubereitung
Eine Kastenform ausfetten und mit Frischhaltefolie auslegen. Das Kokosöl in einem Topf erwärmen. Die Kuvertüre grob hacken und mit der Sahne, dem Vanillezucker und dem Puderzucker zum Kokosöl geben.
Bei mittlerer Hitze erwärmen und dabei glatt rühren. Den Topf vom Herd nehmen.
Beginnend und endend mit der Schokocreme schichtweise mit den Butterkeksen in die Kastenform einfüllen.
Mit Frischhaltefolie abdecken und am besten über Nacht im Kühlschrank gut durchkühlen.
Den kalten Hund aus der Form stürzen, Folie abziehen und mit einem scharfen Messer in etwa ein Zentimeter dicke Scheiben schneiden.

Kokosspritzgebäck mit Bitterschokolade

Zutaten für 15 Stück

150 g Kokosöl (flüssig)

100 g Zucker

Salz

1 Bio-Zitrone (Schale)

1 Päckchen Vanillezucker

1 Ei

80 g Joghurt

220 g Mehl

100 g Kokosflocken

80 g Bitterschokolade

Zubereitung

Das Kokosöl, den Zucker, eine Prise Salz, die Zitronenschale und den Vanillezucker in eine Schüssel geben und leicht schaumig rühren. Die Eier und den Joghurt dazugeben und unterrühren. Das Mehl in eine Schüssel sieben und mit den Kokosflocken mischen, zu den restlichen Zutaten geben und alles zu einer spritzfähigen Masse verarbeiten.

Daraus mit einem Spritzbeutel mit Sterntülle Ringe oder »Knochen« auf ein mit Backpapier belegtes Backblech geben und bei 180° C (Gasherd: Stufe 3) etwa zehn Minuten backen. Das Gebäck aus dem Backofen nehmen und auf einem Gitter auskühlen lassen.

Zum Schluss das Gebäck zu etwa einem Drittel in flüssige Schokolade tauchen, wieder auf das Gitter legen und abkühlen lassen.

Kokos-Apfel-Kekse

Zutaten für 2 Bleche

500 g Äpfel

100 g Weizenmehl

50 g Dinkelvollkornmehl

40 g kernige Haferflocken

60 g Kokosflocken

1 TL Backpulver

¼ TL Zimt, gemahlen

1 Prise Nelkenpulver

3 Eier

100 ml Kokosöl

70 g brauner Zucker

1 Schale einer Bio-Zitrone

2 EL Zitronensaft

4 EL Orangensaft

50 g Rosinen

Zubereitung

Die Äpfel waschen, entkernen und mit der Schale grob raspeln. Das Mehl, die Haferflocken und die Kokosflocken mit dem Backpulver und den Gewürzen vermischen. Den Backofen auf 200° C (Gasherd: Stufe 3) Ober- und Unterhitze vorheizen.

Die Eier mit dem Kokosöl, dem Zucker, der Zitronenschale, dem Zitronen- und dem Orangensaft schaumig schlagen. Die Mehlmischung, die Äpfel und die Rosinen mit der Eiercreme verrühren.

Ein Backblech mit Backpapier auslegen und löffelweise den Teig daraufgeben. Die Teigmasse reicht für zwei Bleche. Die Plätzchen auf der mittleren Einschubleiste etwa 20 bis 25 Minuten knusprig backen. Herausnehmen und abkühlen lassen.

Saftiger Kokos-Rotweinkuchen

Zutaten für 4 Personen

250 g Mehl

2 TL Kakaopulver

1 TL Zimtpulver

1 Prise Salz

1 Päckchen Backpulver

4 Eier

220 g Zucker

180 ml Kokosöl

125 ml Rotwein

100 g Schokoraspeln

1 TL Kokosöl für die Form

2 EL Mehl für die Form

2 EL Puderzucker

Zubereitung

Den Backofen auf 200° C (Gasherd: Stufe 3) vorheizen. Das Mehl, den Kakao, den Zimt, das Salz und das Backpulver zusammen in einer Schüssel gut vermischen. Die Eier mit dem Zucker in einer Schüssel schaumig rühren. Das Kokosöl dazugeben und unterrühren. Den Rotwein dazugeben und unterrühren.

Die Mehlmischung und die Schokoladenraspeln dazugeben und das Ganze zu einem Teig verarbeiten.

Eine Kastenform mit Kokosöl ausstreichen und mit Mehl ausstreuen.

Den Teig in die Kastenform füllen und bei 200° C (Gasherd: Stufe 3) auf der mittleren Schiene etwa 50 bis 60 Minuten backen.

Den fertigen Kuchen aus dem Backofen nehmen und in der Form etwas auskühlen lassen. Dann aus der Form nehmen und auf einem Kuchengitter vollständig auskühlen lassen. Zum Schluss mit Puderzucker bestäuben.

Kokos-Schokoriegel

Zutaten für 10 Riegel
50 ml Kokosöl
200 g Sahne
80 g Zucker
200 g Kokosraspel
1 Päckchen Vanillezucker
2 EL Kokosöl
200 g Vollmilch-Kuvertüre

Zubereitung
Das Kokosöl in einen Topf geben und mit der Sahne und dem Zucker erwärmen. Mit einem Schneebesen alles gut vermischen, bis sich der Zucker in der Flüssigkeit auflöst.
Die Kokosraspel und den Vanillezucker hinzufügen und alles verrühren.
Den so entstandenen Kokosteig in eine flache rechteckige Form legen und gut andrücken, sodass die Kokosmasse eine Höhe von etwa zwei Zentimetern beträgt.
Dann in den Gefrierschrank stellen, damit es fest wird. Nach etwa vier Stunden aus dem Gefrierschrank nehmen und in Stücke zuschneiden. Danach über Nacht in den Gefrierschrank stellen.
Die Kuvertüre und zwei Esslöffel Kokosöl in einem Wasserbad schmelzen. Anschließend die Kokosriegel in die flüssige Kuvertüre tauchen und auf dem Backpapier abkühlen lassen. Nach wenigen Minuten ist die Kuvertüre gehärtet, und es kann serviert werden.

Englischer Früchtekuchen

Zutaten für 1 Kastenform

220 g Kokosöl (flüssig)

200 g brauner Zucker

1 Päckchen Vanillezucker

4 Eier

375 g Mehl

125 g Stärkemehl (Gustin)

1 Päckchen Backpulver

2 EL Rum

1 TL Lebkuchengewürz

50 g Orangeat

50 g Zitronat

50 g Rosinen

50 g Korinthen

100 g Geleekirschen, halbiert

2 EL Puderzucker

Zubereitung

Den Backofen auf 140° C (Gasherd: Stufe 1) vorheizen. Das Kokosöl mit dem braunen Zucker und dem Vanillezucker in einer Schüssel schaumig rühren. Nach und nach die Eier dazugeben und unterrühren.

Das Mehl, die Speisestärke und das Backpulver mischen, sieben und schrittweise unterheben. Den Rum, das Lebkuchengewürz und die Früchte dazugeben und mit einem Kochlöffel locker untermischen.

Eine Kastenform mit Kokosöl ausfetten und mit Backpapier auslegen. Den Teig einfüllen und den Kuchen in den Backofen geben. Der Kuchen wird bei 140° C (Gasherd: Stufe 1) etwa drei Stunden mehr getrocknet als gebacken.

Nach der Hälfte der Backzeit mit Backpapier abdecken. Nach

der gesamten Backzeit den Kuchen in der Form auskühlen lassen. Er sollte dann gut verpackt noch etwa zwei bis drei Wochen ruhen.

Den Kuchen vor dem Aufschneiden mit Puderzucker bestäuben.

Rosinenkrapfen in Kokosöl gebacken

Zutaten für 20 bis 25 Stück

150 g Rosinen
4 cl Rum
500 g Mehl
30 g Hefe
1 TL Zucker
80 g Kokosöl (flüssig)
100 g Zucker
1 Päckchen Vanillezucker
0,25 l Milch
2 Eier
1 Prise Salz
Kokosöl zum Ausbacken
200 g Zucker
1 TL Zimt

Zubereitung

Die Rosinen im Rum einweichen. In eine große Schüssel das Mehl geben. Die Hefe zerkrümeln und mit etwas lauwarmer Milch und einem Teelöffel Zucker in eine Vertiefung ins Mehl geben, leicht mit etwas Mehl vom Rand verrühren und gehen lassen.

Das Kokosöl, den Zucker, den Vanillezucker, die Milch, die Eier und das Salz dazugeben und mit einem Handrührgerät so lange rühren, bis der Teig schön locker wird und Blasen wirft.

Dann die eingelegten Rumrosinen in Mehl wälzen, dazugeben und unterheben.

Die Schüssel mit einem Tuch abdecken und an einem warmen Ort etwa 40 Minuten gehen lassen, bis der Teig sein Volumen fast verdoppelt hat.

Mit einem Esslöffel Bällchen abstechen und, im heißen Kokosöl schwimmend, goldbraun ausbacken.

Auf Küchenkrepp legen und abtropfen lassen. Zucker und Zimt in einem Suppenteller mischen und die Bällchen darin wenden.

Desserts

Kokosmuffins mit Sauerkirschen

Zutaten für 12 Stück

120 g Quark

4 EL Milch

2 Eier

4 EL Kokosöl

60 g Staubzucker

220 g Weizenmehl Type 405

1 Päckchen Backpulver

2 EL Kokoschips

2 Muffinförmchen

150 g abgetropfte Sauerkirschen

1 EL Staubzucker zum Bestreuen

Zubereitung

Den Quark in eine Schüssel geben und mit der Milch und den Eiern verrühren. Das Kokosöl hinzufügen und unterrühren. Den Puderzucker dazugeben und unterrühren.

Das Mehl mit dem Backpulver mischen, sieben und nach und nach zur Quarkmasse geben. Das Ganze zu einem glatten Teig verarbeiten. Die Kokoschips dazugeben und unterrühren.

Die Masse in einen Spritzbeutel ohne Tülle geben und daraus in die zwölf Muffinförmchen abfüllen. Man kann die Masse auch mit zwei angefeuchteten Esslöffeln in die Förmchen füllen.

Die Sauerkirschen auf die Muffins verteilen und leicht mit den Fingern in den Teig drücken.

Die Muffins im vorgeheizten Backofen bei 200° C (Gasherd: Stufe 3) etwa 15 bis 20 Minuten auf der mittleren Schiene backen. Die fertigen Muffins aus dem Backofen nehmen und abkühlen lassen. Mit etwas Staubzucker bestreuen.

Sauerrahmwaffeln mit Beeren

Zutaten für 12 Waffeln
180 g Zucker
1 Päckchen Vanillezucker
400 g Mehl
200 g Sauerrahm
6 Eier
1 TL Zitronensaft
100 g Kokosöl (flüssig)
Kokosöl für das Waffeleisen
200 g Sahne
2 EL Puderzucker
300 g Beeren wie: Erdbeeren, Himbeeren, Heidelbeeren, Brombeeren

Zubereitung
Für den Waffelteig den Zucker, den Vanillezucker und das Mehl in eine Schüssel geben und alles gut vermischen. Den Sauerrahm, die Eier, den Zitronensaft und das Kokosöl hinzufügen und mit einem Handrührgerät rasch zu einem Teig verrühren. Ein Waffeleisen vorheizen, mit wenig Kokosfett bestreichen und den Teig mit einer kleinen Schöpfkelle in die Mitte der Waffelform gießen. Den Deckel schließen und einige Minuten backen. Den Vorgang wiederholen, bis der Teig aufgebraucht ist.

Die Sahne mit dem Puderzucker steif schlagen. Die Beeren verlesen, waschen und trocknen. Die Erdbeeren putzen, je nach Größe vierteln oder achteln.

Die fertigen Waffeln mit Puderzucker bestäuben und je zwei mit der Sahne und den Beeren auf Tellern anrichten.

Kleine Honigpfannkuchen mit Trauben und Ananas

Zutaten für 4 Personen

50 g Amaranth

1 Ei

3 EL Pinienhonig

100 ml Milch

60 g Mehl

20 g Kokosöl (flüssig)

Kokosöl zum Ausbacken

200 g Ananas oder 1 Babyananas

100 g blaue Trauben

250 g Quark

2 EL Pinienkerne

4 Zweige frische Pfefferminze

Zubereitung

150 ml Wasser erhitzen, den Amaranth zufügen und aufkochen lassen. Den Herd dann ausschalten und den Amaranth etwa 40 Minuten ausquellen lassen. Anschließend in ein Haarsieb schütten und abtropfen lassen. Inzwischen das Ei trennen und das Eiweiß mit 1 Teelöffel kaltem Wasser steif schlagen. Das Eigelb mit einem Esslöffel Pinienhonig verquirlen und die Milch unterrühren.

Den Amaranth hinzufügen, das Mehl daraufsieben und alles zu einem glatten Teig verarbeiten. Das Kokosöl rasch unter den Teig rühren. Zum Schluss das geschlagene Eiweiß unterheben.

In einer Pfanne Kokosöl erhitzen und nach und nach vier kleine Pfannkuchen ausbacken. Diese in einer Auflaufform warm stellen.

Die Ananas schälen, den Strunk entfernen und das Fruchtfleisch in Stücke schneiden. Die Trauben waschen, halbieren und die Kerne entfernen.

Den Quark mit dem restlichen Pinienhonig süßen und glatt rühren. Die Früchte unter die Quarkmasse vermengen und die Pfannkuchen damit füllen.

Die Honigpfannkuchen auf Tellern anrichten und einige Pinienkerne darüberstreuen. Mit frischer Minze garnieren und ein wenig Pinienhonig darüberträufeln.

Vollkorn-Crêpes mit Ananas-Mangofüllung

Zutaten für 2 Personen
125 ml Milch
2 Eier
1 Prise Salz
60 g Weizenvollkornmehl
1 EL Kokosöl
1 TL Puderzucker
125 ml Orangensaft
1 Mango
1 Babyananas
1 Bio-Zitrone
Kokosöl zum Ausbacken

Zubereitung
Für den Teig die Milch mit den Eiern in eine Schüssel geben und mit einem Schneebesen verquirlen. Eine Prise Salz dazu-

geben und unterrühren. Das Weizenvollkornmehl einstreuen und kräftig mit dem Schneebesen unterrühren. Den Teig etwa 20 Minuten quellen lassen und anschließend nochmals kräftig durchrühren.

Inzwischen für die Füllung Kokosöl in einer beschichteten Pfanne erwärmen, den Puderzucker dazugeben und unter Rühren karamellisieren lassen. Mit dem Orangensaft ablöschen und einige Minuten einkochen lassen.

Die Mango schälen, halbieren, entkernen und das Fruchtfleisch in Scheibchen schneiden. Die Ananas oben und unten begradigen, dick schälen, vierteln und den harten Strunk herausschneiden. Auch die Ananas in dünne Scheibchen schneiden.

Die Früchte in die Orangensoße geben und mit erhitzen. Die Zitrone heiß abwaschen, abtrocknen und die Schale dazureiben. Die Zitrone auspressen und den Saft dazugeben. Die Soße bei schwacher Hitze etwa vier Minuten köcheln lassen.

In einer beschichteten Pfanne wenig Kokosöl erhitzen und nach und nach vier Crêpes ausbacken. Die Crêpes auf Teller verteilen, die Fruchtsoße darübergeben und halbmondförmig einschlagen.

Kokostraum-Bällchen

Zutaten für 24 Bällchen
400 g weiße Schokolade
100 g Kokosöl (flüssig)
250 ml Sahne
200 g Kokosraspel
24 Cashewnusskerne
120 g Kokoschips

Zubereitung

Die weiße Schokolade und das Kokosöl in einen Topf geben und bei geringer Hitzezufuhr schmelzen. Dann die Sahne dazugeben und bei schwacher Hitzezufuhr köcheln lassen.
Die Kokosraspel dazugeben und unterrühren. Das Ganze abkühlen lassen. Dann 24 Bällchen formen und jeweils einen Cashewnusskern in die Mitte geben. Die Bällchen in den gekrümelten Kokoschips wälzen.

Arme Ritter mit Kokos

Zutaten für 4 Personen

200 g Weißbrot
7 EL Kokosöl
200 g Joghurt, naturbelassen
200 g Quark
8 EL Zucker
1 Zitrone (Saft und Schale)
2 EL Haselnüsse, fein geraspelt
2 Äpfel
4 EL Rohrzucker
1 Prise Zimt
4 EL Kokosraspel

Zubereitung

Das Weißbrot in kleine Würfel schneiden. Fünf Esslöffel vom Kokosöl in eine heiße Pfanne geben und das Weißbrot darin gut anbraten, bis es knusprig wird. Anschließend aus der Pfanne nehmen und in vier Dessertschalen verteilen.
Den Naturjoghurt und den Quark miteinander verrühren, den Zucker, etwas abgeriebene Zitronenschale, die fein geraspelten Haselnüsse und den Saft aus einer halben Zitrone untermischen und gut verrühren, bis eine gleichmäßige Creme ent-

steht. Die Creme portionieren und über das gebratene Brot in die Schalen geben.

Die Äpfel schälen und in Würfel schneiden. Das übrige Kokos-öl in eine heiße Pfanne geben und die Apfelstückchen darin gut anbraten. Anschließend mit Rohrzucker und Zimt abschmecken.

Die karamellisierten Apfelstückchen aus der Pfanne nehmen und als dritte Schicht über das Dessert verteilen.

Zum Schluss die Kokosraspel ohne Öl in einer heißen Pfanne rösten, bis sie goldbraun werden, und anschließend über das Dessert geben.

Getränke

Shakerato mit Sanddorn und Kokosöl

Zutaten für 1 Drink

1 Karambole (Sternfrucht)
3 blaue Trauben
3 Eiswürfel aus Mineralwasser
2 cl Cognac
2 cl Crème de Cacao, weiß
250 ml Orange-Sanddorn-Nektar
1 TL Kokosöl
1 TL Agavendicksaft

Zubereitung

Die Karambole waschen und in etwa einen halben Zentimeter dicke Scheiben schneiden. Eine Scheibe an einem Ende bis zur Mitte einschneiden und als Garnierung an den Glasrand stecken.

Die Trauben waschen, halbieren, entkernen und mit den übrigen Fruchtscheiben und den Eiswürfeln dekorativ in das Glas geben.

Den Cognac, die Crème de Cacao, den Orange-Sanddorn-Nektar, das Kokosöl sowie den Agavendicksaft in einen Shaker geben und acht bis zehn Sekunden kräftig schütteln. Den Drink in das vorbereitete Glas gießen und servieren.

Tomaten-Mango-Shake mit Kokos

Zutaten für 2 Gläser
1 Mango
150 ml Tomatensaft
100 g Naturjoghurt
100 ml Mineralwasser
2 Spritzer Orangenbitter
1 EL Kokosöl
2 EL Ahornsirup oder Zucker

Zubereitung
Die Mango waschen, das Fruchtfleisch am Stein entlang abschneiden. Für die Dekoration vier Spalten zur Seite legen. Das übrige Fruchtfleisch schälen und grob würfeln.
Die Mango mit dem Tomatensaft, dem Kokosöl und dem Joghurt in einen Mixer geben und pürieren.
Das Mineralwasser mit dem Orangenbitter und dem Ahornsirup (oder dem Zucker) dazugeben und nochmals aufmixen. Zum Schluss in zwei Gläser verteilen.

Kokos-Beeren-Smoothie (vegan)

Zutaten für 2 Drinks
100 g rote Johannisbeeren
100 g Brombeeren
200 ml Mineralwasser
1 EL Kokosöl
2 EL Rohrzucker
1 Zitrone (Saft)
1 EL Kokosraspel

Zubereitung

Die Johannisbeeren waschen und die Stiele entfernen. Die Brombeeren verlesen und waschen. Die Beeren, das Mineralwasser, das Kokosöl, den Rohrzucker, den Zitronensaft und die Kokosraspel im Mixer zerkleinern.

Den Smoothie abschmecken und in Gläser umfüllen. Mit einigen Beeren garnieren.

Kirschshake mit Kokos und Pfirsich

Zutaten für 2 Personen

2 Pfirsiche

50 ml Kirschsaft

1 TL Kokosöl

500 ml Molke

Saft von 1 Limette

2 EL Honig

Eiswürfel

200 ml Sekt

Zubereitung

Die Pfirsiche waschen, enthäuten, entkernen und das Fruchtfleisch klein schneiden. Den Kirschsaft, das Kokosöl, die Molke und den Saft der Limette mit dem Honig in einen Mixer geben und pürieren.

Die Molkemischung in zwei Gläser verteilen, Eiswürfel dazugeben und mit Sekt auffüllen.

Bananen-Smoothie mit Himbeeren (vegan)

Zutaten für 2 Gläser

1 Banane

1 Mango

1 TL Kokosöl

120 g gefrorene Himbeeren

300 ml Bio-Kokosmilch

4 EL Ahornsirup

Zubereitung

Die Banane und die Mango schälen, in Stücke schneiden und in den Mixer mit dem Kokosöl geben.

Die gefrorenen Himbeeren, die Kokosmilch und den Ahornsirup dazugeben und alles mixen, bis ein cremiger Smoothie entsteht. Das Ganze in zwei dekorative Gläser abfüllen.

Erdbeer-Kokos-Shake (vegan)

Zutaten für 2 Drinks

120 g Erdbeeren

150 ml Kokosmilch

1 TL Kokosöl

2 EL Rohrzucker

300 ml Mineralwasser

Zubereitung

Die Erdbeeren putzen, waschen und in einen Mixer geben. Die Kokosmilch und das Kokosöl dazugießen, den Rohrzucker dazugeben und schaumig mixen.

Den Shake in zwei Gläser füllen, mit Mineralwasser aufgießen und umrühren.

Quellen und Literatur

Internet

EthnobotanicalLeaflets: Cocos nucifera By Karen Smith http://www.opensiuc.lib.siu.edu/cgi/viewcontent.cgi?article=1306&context=ebl

Cosmas Indicopleustes (http://www.newadvent.org/cathen/04404a.htm)

Eine Sorgenfreie Zukunft – Das neue Evangelium (http://www.nla.gov.au/apps/doview/nla.gen-vn4603576-p.pdf)

http://www.spektrum.de/quiz/der-apothekenhelfer-august-engelhardt/959520

http://www.n-tv.de/panorama/Kokovorismus-und-freie-Liebe-article683608.html

http://www.golf-dornseif.de/uploads/Ein_Kokosnuss-Apostel_Heilsbringer_Neu-Guineas.pdf

Coconut (Cocos Nucifera) The Tree of Life (http://www.coconutresearchcenter.org/)

Nutritional Facts (http://www.coconutresearchcenter.org/nutrition-2.pdf)

Vitamin K (http://www.nlm.nih.gov/medlineplus/vitamink.html)

Vitamine und Spurenelemente: (K)ein Plus für die Gesundheit? Warum man zur Krebsvorbeugung nicht auf Tabletten setzen sollte (https://www.krebsinformationsdienst.de/vorbeugung/risiken/vitamine-und-spurenelemente.php)

Medium-chain fatty acids: Functional lipids for the prevention and treatment of the metabolic syndrome (http://www.meltorganic.com/wp-content/uploads/2011/06/Medium-chain-fatty-acids-Functional-lipids-for-the-prevention-and-treatment-of-the-metabolic-syndrome.pdf)

Study of the ketogenic agent AC-1202 in mild to moderate Alzheimer's disease: a randomized, double-blind, placebo-controlled, multicenter trial (http://www.ncbi.nlm.nih.gov/pmc/articles/PMC2731764/?tool=pubmed)

Antistress and antioxidant effects of virgin coconut oil in vivo (http://www.ncbi.nlm.nih.gov/pmc/articles/PMC4247320/)

United States Department of Agriculture Agricultural Research Service (http://www.ndb.nal.usda.gov/ndb/foods/show/636?fgcd=&manu=&lfacet=&format=&count=&max=35&offset=&sort=&qlookup=coconut+oil%20)

Virgin Coconut Oil Supplementation Prevents Bone Loss in Osteoporosis Rat Model (http://www.ncbi.nlm.nih.gov/pmc/articles/PMC3457741/)

Hydrogels containing monocaprin have potent microbicidal activities against sexually transmitted viruses and bacteria in vitro (http://www.ncbi.nlm.nih.gov/pmc/articles/PMC1758207/)

Can coconut oil treat Alzheimer's? (http://www.health.universityofcalifornia.edu/2012/06/03/can-coconut-oil-treat-alzheimers/)

Fatty Acids and Derivatives as Antimicrobial Agents Antimicrobial Agents and Chemotherapy 2(l):23–28 (1972) Kabara. J.J. Conley. A J. Swieczkowski. D M. Ismail, I.A. Lie Ken Jie and Gunstone, F D Antimicrobial Action of Isomeric Fatty Acids on Group A Streptococcus Journal of Medicinal Chemistry 16:1060–1063 (1973) (http://www.inspirednutrition.com/technical-resources-and-summary.html)

Cocoa Extract May Counter Specific Mechanisms of Alzheimer's Disease: Insights into mechanisms behind cocoa's benefit may lead to new treatments or dietary regimens (http://www.icahn.mssm.edu/about-us/news-and-events/cocoa-extract-may-counter-specific-mechanisms-of-alzheimers-disease)

Beneficial effects of virgin coconut oil on lipid parameters and in vitro LDL oxidation (http://www.ncbi.nlm.nih.gov/pubmed/15329324)

Influence of virgin coconut oil on blood coagulation factors, lipid levels and LDL oxidation in cholesterol fed Sprague-Dawley rats (http://www.e-spenjournal.org.marlin-prod. literatumonline.com/article/S1751-4991%2807%2900043-1/abstract)

Dietary intake and the risk of coronary heart disease among the coconut-consuming Minangkabau in West Sumatra, Indonesia (http://www.ncbi.nlm.nih.gov/pubmed/15563444)

The role of coconut and coconut oil in coronary heart disease in Kerala, south India. (http://www.ncbi.nlm.nih.gov/pubmed/9316363)

Cholesterol, coconuts, and diet on Polynesian atolls: a natural experiment: the Pukapuka and Tokelau island studies (http://www.ncbi.nlm.nih.gov/pubmed/7270479)

Coconut oil is associated with a beneficial lipid profile in premenopausal women in the Philippines (http://www.ncbi. nlm.nih.gov/pubmed/21669587)

The effect of daily consumption of coconut fat and soya-bean fat on plasma lipids and lipoproteins of young normolipidaemic men (http://www.ncbi.nlm.nih.gov/pubmed/2383532)

The serum LDL/HDL cholesterol ratio is influenced more favorably by exchanging saturated with unsaturated fat than by reducing saturated fat in the diet of women (http://www. ncbi.nlm.nih.gov/pubmed/12514271)

Effects of dietary coconut oil on the biochemical and anthropometric profiles of women presenting abdominal obesity (http://www.ncbi.nlm.nih.gov/pubmed/19437058)

Coconut fat and serum lipoproteins: effects of partial replacement with unsaturated fats (http://www.ncbi.nlm.nih.gov/pubmed/11348573)

Position of the academy of nutrition and dietetics: dietary fatty acids for healthy adults (http://www.ncbi.nlm.nih.gov/pubmed/24342605)

Nutrition and prevention of Alzheimer's dementia (http://www. ncbi.nlm.nih.gov/pmc/articles/PMC4202787/)

An open-label pilot study to assess the efficacy and safety of virgin coconut oil in reducing visceral adiposity. (http://www.ncbi.nlm.nih.gov/pubmed/22164340)

Effects of dietary coconut oil on the biochemical and anthropometric profiles of women presenting abdominal obesity (http://www.ncbi.nlm.nih.gov/pubmed/19437058)

Study of the ketogenic agent AC-1202 in mild to moderate Alzheimer's disease: a randomized, double-blind, placebo-controlled, multicenter trial (http://www.ncbi.nlm.nih.gov/pubmed/19664276)

The questionable benefits of exchanging saturated fat with polyunsaturated fat. (http://www.mayoclinicproceedings.org/article/S0025-6196%2813%2901004-5)

Meta-analysis of prospective cohort studies evaluating the association of saturated fat with cardiovascular disease (http://www.ncbi.nlm.nih.gov/pubmed/20071648)

Ketosis and appetite-mediating nutrients and hormones after weight loss (http://www.ncbi.nlm.nih.gov/pubmed/23632752)

Physiological Effects of Medium-Chain Triglycerides: Potential Agents in the Prevention of Obesity (http://www.jn.nutrition.org/content/132/3/329.full)

Nutrition Facts – Vegetable oil, coconut (http://www.nutritiondata.self.com/facts/fats-and-oils/508/2)

Kokosöl: Physiologische Wirkung & Nutzen (https://www.paleofoodscience.wordpress.com/2014/08/30/kokosol-physiologische-wirkung-nutzen)

Kokosöl für weniger Körperfett und mehr Gesundheit (http://www.aesirsports.de/2014/03/kokosnuss-oel-fuer-weniger-koerperfett-und-mehr-gesundheit/)

Consumption of medium- and long-chain triacylglycerols decreases body fat and blood triglyceride in Chinese hypertriglyceridemic subjects (http://www.ncbi.nlm.nih.gov/pubmed/19156155)

The therapeutic implications of ketone bodies: the effects of ketone bodies in pathological conditions: ketosis, ketogenic diet, redox states, insulin resistance, and mitochondrial metabolism (http://www.ncbi.nlm.nih.gov/pubmed/1476948)

Medium chain triglycerides (MCT) in aging and arteriosclerosis (http://www.ncbi.nlm.nih.gov/pubmed/3519928)

Haemostatic variables in Pacific Islanders apparently free from stroke and ischaemic heart disease–the Kitava Study (http://www.ncbi.nlm.nih.gov/pubmed/9031456)

The Tokelau Island Migrant Study: Cholesterol and Cardiovascular Health (http://www.wholehealthsource.blogspot.co.at/2009/01/tokelau-island-migrant-study.html)

Dr. Goerg *Schönheitsratgeber* (http://www.drgoerg.com/wissenswertes/kokosoel-info)

Bücher

Brosius, Günther: *Geheimnis der Tropen. Kokosöl*, Kindle Edition 2013

Buhl, Marc: *Das Paradies des August Engelhardt,* Eichborn, Frankfurt a. M. 2011

Fife, Bruce: *Kokosöl. Das Geheimnis gesunder Zellen.* Kopp Verlag, Rottenburg 2013

Gonder, Ulrike: *Das Beste aus der Kokosnuss,* Systemed, Lünen 2013

Gonder, Ulrike: *Kokosöl. (Nicht nur) fürs Hirn,* Systemed, Lünen 2013

Grande, Marcus: *PurPaleo Kompakt. Natürlich gesund durch die Steinzeiternährung,* Kindle Edition 2015

Iaktroudakis, Michael: *Die Kokosnuss. Die Wunderfrucht von den Tropen,* Kindle Edition 2014

Königs, Peter: *Das Kokos-Buch: Natürlich heilen und genießen mit Kokosöl & Co,* VAK, Kirchzarten 2013

Sommer, Johanna: *Superfood Kokosöl. Kokosöl neu entdeckt in 45 Anwendungsfällen,* Selbstverlag, Leipzig 2015

Bezugsquellen für Kokosöl

https://www.oelmuehle-solling.de/
http://www.drgoerg.com/
http://www.ombio.de/Kokosoel
http://www.dragonspice.de/kokosoel.html
http://shop.biokokosöl.de/
http://www.rapunzel.de/
http://www.kulau.de/kokosprodukte
http://www.amazon.de

Wirkt Spucke gegen Mückenstiche?

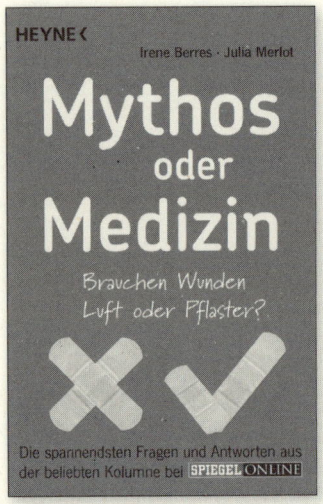

978-3-453-60338-7

Klar: Bei einem Schnupfen inhalieren wir Kamille.
Aber nützt das überhaupt was? Kaum jemand weiß, was unser
medizinisches Alltagswissen wirklich taugt. In der beliebten
SPIEGEL-ONLINE-Rubrik »Mythos oder Medizin« analysieren
die beiden Wissenschaftsjournalistinnen Irene Berres und
Julia Merlot, welche klassischen und mitunter auch exotischen
Hausmittel tatsächlich helfen – und auf was wir getrost
verzichten können.

 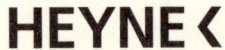